HAPPY DÉTOX

Groupe Eyrolles
61, bd Saint-Germain
75240 Paris Cedex 05

www.editions-eyrolles.com

La collection est dirigée par Anne Ghesquière, fondatrice du magazine FemininBio.com pour mieux vivre sa vie !

Dans la même collection :
Je mange sans gluten, Audrey Etner, Marion Kaplan
Je ne mange pas de produits industriels, Stéfane Guilbaud
Je mange veggie, Ôna Maiocco

Création de maquette et composition : Hung Ho Thanh

Mise en garde : les informations proposées dans ce livre sont un partage de mon mode de vie, elles ne se substituent pas à votre bon sens en fonction de votre vécu ni à un avis médical auprès des professionnels de santé compétents. Faites appel à votre discernement.

Les noms Happy Détox© et Happy Smoothie© sont des URL déposées par l'auteur.

ISBN : 978-2-212-56360-3

ANNE GHESQUIÈRE

Préfaces de Dominique Éraud et France Guillain

HAPPY DÉTOX

Troisième tirage 2017

EYROLLES

À sainte Hildegarde de Bingen,

À Jeanne, Louise et Claire,

À maman

REMERCIEMENTS

Je remercie vivement les naturopathes et médecins qui m'ont mise sur la voie de l'alimentation saine : Dr Dominique Eraud, France Guillain, Marion Kaplan, Dr Luc Bodin, Christian Brun, Claudine Richard, Laurence Salomon, Françoise Mereyde, Dr Bruno Donatini, Valérie Cupillard, Dr Catherine Kousmine, Dr Jean Seignalet, Dr Lylian Legoff, Dr Deepak Chopra, Pr Henri Joyeux, Christine Bouguet-Joyeux, Christopher Vasey, Daniel Kieffer, Dr Brian et Anna-Maria Clement, Marie-Christine Lhermitte et tant d'autres encore...

Merci à mes éditrices Marie Allavena et tout spécialement à mon amie Gwenaëlle Painvin. Merci aussi à Sandrine Navarro et à Claire Sejournet pour son aide précieuse.

Merci à toutes les femmes qui prennent leur vitalité en main.

Merci à mes parents qui m'ont donné le goût et la curiosité d'aller explorer ce monde.

Merci à mon mari et à mes filles avec qui je partage le bonheur de me nourrir chaque jour.

PRÉFACES

« Oui, j'accepte ! », ai-je dit à Anne, dès qu'elle m'a proposé de lui écrire une préface. Oui, parce que c'est Happy !

Oui, parce qu'on parle trop de détox sans savoir ce que cela veut dire !

Oui, parce qu'Anne l'explique très clairement : « l'alimentation n'est pas une science exacte… mais une danse avec son corps. » À chaque période de sa vie, elle évolue et elle doit évoluer !

Oui à une alimentation et à une médecine personnalisées !

Oui, notre choix alimentaire est un acte citoyen, comme tout ce que nous mettons dans notre bouche ! Que ce soit un aliment, un médicament ou une pensée. Ils vont traverser notre corps puis nous allons les éliminer sous forme de déchets. On va les retrouver dans les nappes phréatiques, puis dans les rivières… Nous intoxiquons alors à petit feu notre planète.

Oui aux « recettes de la joie » proposées par Hildegarde au… XIIe siècle ! « Dans le cosmos, toutes choses sont interdépendantes de sorte que le moindre de nos faits a des répercussions jusqu'aux frontières même de l'univers. »

On retrouve ces principes dans la médecine traditionnelle chinoise que je pratique. Il y a cinq types de nutrition : alimentaire, respiratoire, psychologique, sexuelle et spirituelle. Aucun ne remplace l'autre et chacun a une place plus ou moins prépondérante en fonction de l'âge, des étapes de la vie… **Alors oui, dévorez ce livre avec joie !**

Dominique Éraud, *médecin acupuncteur,*
phytothérapeute, nutritionniste et membre fondateur
du collectif Écomédecine et d'Intelligence verte

Prévenir est toujours bien mieux que guérir.

Aujourd'hui, fleurissent chaque jour de nouvelles manières de prolonger notre vie. Et nous préférons tous la prolonger dans le meilleur état possible.

Il y a l'arsenal médical, bien sûr, domaine des spécialistes. Mais il y a aussi tout ce que chacun de nous peut faire en utilisant les moyens naturels les plus traditionnels.

Anne Ghesquière réunit dans ce livre un bel ensemble d'astuces et de connaissances traditionnelles qui ne peuvent nous faire que du bien.

Entre les légumes, les fruits, les fleurs et le miel que nous offre la nature, l'utilisation à bon escient de la chaleur et du froid, sans oublier l'exercice physique et la respiration, nous tenons entre nos mains un ensemble de moyens efficaces et sans danger de nous maintenir en excellente forme le plus longtemps possible !

Ce large éventail de techniques permet à chacun de choisir à tout moment ce qui lui convient en fonction de ses activités, de son emploi du temps et de ses besoins.

À lire tout de suite et surtout à mettre en pratique absolument !

France Guillain, *experte en nutrition*
www.bainsderivatifs.fr

SOMMAIRE

POURQUOI LA HAPPY DÉTOX

Ma méthode, que j'ai nommée Happy Détox, est tirée de ma pratique de quinze années d'expérimentation, d'observations, de rencontres et aussi de coaching de milliers de femmes sur le site FemininBio.com. J'ai acquis une connaissance pratique de ce qui fonctionne et permet de rester en bonne santé, pleine de vitalité, toute l'année. La Happy Détox est un art de vivre, joyeux et conscient. Il permet de se libérer de ses dépendances, de comprendre son rapport à l'alimentation et de faire les bons choix alimentaires. Loin de vouloir vous convaincre ou de penser que cette voie est la seule pour se nourrir, je cherche à partager avec vous ce que j'ai expérimenté sur moi et ce qui marche, me rend joyeuse et en bonne santé. Je ne fais pas de régime et je reste mince malgré le temps qui passe (j'ai passé 40 ans !). Je fais du sport et suis (globalement) en très bonne santé, je ne prends pas de médicaments. Je n'ai ni migraines, ni insomnies, ni constipation, ni arthrose, ni déprime, ni fatigue, ni maladies chroniques (pas de lunettes !). Je n'ai rien, ou presque rien ! J'ai bien quelques rhumes et quelques petits tracas passagers, surtout quand je mange trop de gluten ou que je suis stressée. Mais je connais les causes de ces petits tracas, ce qui me permet d'écouter mon corps, d'entendre le message qu'il m'envoie gentiment et d'y répondre de manière appropriée en corrigeant mon rythme de vie ! Tout en douceur.

Pourquoi cette méthode se nomme-t-elle Happy Détox ? Car elle va vous libérer d'anciennes habitudes *junk,* c'est-à-dire agir comme une cure de désintoxication ! Je ne vous promets pas de purifier votre corps avec un produit miracle ou une diète draconienne car primo je n'y crois pas et secundo ce n'est pas ce que je pratique. La Happy Détox est un style de vie qui comprend : faire de l'exercice, vivre une vie équilibrée pour être bien dans sa tête, ne pas fumer et s'alimenter sainement et harmonieusement.

Je vous propose des pistes à découvrir dans cet ouvrage et je vous invite à expérimenter ensuite par vous-même. Qui mieux que vous sait ce dont votre corps à besoin ? Qui mieux que vous peut démêler le fil de votre histoire alimentaire personnelle ? Comprendre votre rapport à l'alimentation, au vivant ? Aujourd'hui, grâce à mes introspections, je sais pourquoi je suis accro au chocolat, pourquoi j'ai des fringales, suis attirée par le sucre. Et même si je sais pourquoi psychologiquement et physiologiquement, cela ne m'empêche pas parfois de continuer à retomber dans des automatismes qui sont engrammés dans mon corps, dans mon histoire émotionnelle, mais je cohabite avec cela, en conscience. Il y a aussi de nombreuses habitudes qui ont été rayées définitivement de ma vie, de mon alimentation, de mon placard (ou qui n'y ont jamais existé) et cela, non pas par volontarisme mais par conscience et par goût.

Ainsi j'ai arrêté le tabac (il y a quinze ans), les sodas (je carburais au Coca Light© il y a vingt ans), le café (il y a 15 ans), le thé noir, la viande rouge, le sucre blanc. J'ai aussi arrêté de manger des bébés animaux, du thon rouge, de la viande rouge, le poisson industriel et toutes les viandes non bio et les aliments industriels en général. J'ai banni le micro-onde, les boîtes en plastique, l'aluminium… Et je modère : le gluten, les protéines animales, l'alcool, les laitages (surtout au lait de vache), etc.

Non, je ne suis pas devenue psychorigide (enfin je ne crois pas, hé dites-moi les girls !), je permets à mes filles de manger des frites au restaurant, des glaces et des desserts gourmands. Je ne suis pas une ayatollah de l'alimentation car j'aime vivre, partager avec mes amis, sortir. Par contre, vous ne me croiserez jamais dans un fast-food, sauf s'il est *slow* ou bio et qu'il propose des *green* smoothies ! Je peux dire que je me suis désintoxiquée de la *junk food* et de la nourriture industrielle. Par goût, convictions personnelles et conscience pour la planète.

Ce livre vous présentera tout ce qu'il faut en vitamines, minéraux, enzymes, antioxydants, oméga, saines protéines… de par la haute vitalité et nutrition des aliments proposés. Chaque cellule de votre corps pourra profiter de bons nutriments sains, disponibles et naturels.

Enfin, j'ai pris conscience au fil du temps que ce corps qui m'est offert et avec lequel je cohabite pour toute cette vie est un terrain d'expérience extraordinaire. Ce n'est pas une vulgaire machine dans laquelle on met n'importe quel carburant. Et encore mettriez-vous un mauvais carburant dans une voiture de luxe ? Je pense que le corps est l'expression la plus sacrée de l'incarnation sur terre, c'est notre compagnon le plus proche. Qu'en pensez-vous ? La beauté et la complexité du fonctionnement du corps humain me fascinent. Pour ça, je lui dois, je me dois, un respect immense d'être ce qu'il est, ce que je suis. Je sais qu'en étant consciente du soin (sans excès) que je m'apporte, mon corps est un vecteur d'expressions de mon être en entier. Être bien dans son corps, c'est être en bonne santé, bien dans sa tête, bien dormir, cultiver sa vitalité, son énergie, son appétit de vie, sa spiritualité. Pour autant, je n'aime pas passer trois heures en cuisine ni me prendre la tête car j'ai une vie très active. **La Happy Détox doit être simple et facile à mettre en œuvre pour toute la vie. Elle est un art de vivre.**

J'ai rencontré des dizaines de naturopathes, nutritionnistes, médecins, psy, thérapeutes que j'ai soit interviewés, soit consultés pour moi-même. J'ai lu des dizaines d'ouvrages sur l'alimentation, participé à des ateliers, écouté et animé des conférences sur le sujet. J'en ai conclu que l'alimentation n'est pas une science exacte, qu'elle est une danse avec son corps et son terroir, elle est un art évolutionnaire. Elle est en mouvement permanent. La façon que j'ai de manger aujourd'hui est très différente de celle d'hier et sûrement de celle qui sera dans vingt ans. Elle est un compromis entre l'endroit où je vis, ce que l'époque m'offre, mon ressenti personnel et l'évolution de ma conscience.

Mes inspirations clés sont celles d'Hippocrate : « Que ton aliment soit ton médicament » et d'Edgar Cayce qui disait : « Un régime alimentaire ne doit jamais être une source de tracas, sinon il devient nocif ». Je me sens aussi très proche de sainte Hildegarde de Bingen qui a écrit *Les recettes de la joie*. Car manger, se nourrir est une source de joie, c'est pour moi une façon de me relier à la vie, au *bios,* en grec « le vivant ». J'aime quand Hildegarde, abbesse visionnaire du XIIe siècle, dit : « Dans le cosmos toutes choses sont interdépendantes, de sorte que le moindre de nos faits et gestes a des répercussions jusqu'aux frontières même de l'univers. La nature de ces répercussions dépend évidemment des actes eux-mêmes : s'ils sont positifs, ils agissent dans le sens de la régénération de la vie. S'ils sont négatifs dans le sens de sa destruction. L'énergie de nos actes se répand dans l'univers tout entier et l'univers, en retour, renvoie cette énergie vers la terre et jusqu'en chaque créature ».

Dans ce livre, j'ai réuni ce que je pense être le meilleur et la base d'une alimentation saine, régénérante, simple et vivifiante. Je ne me prive pas, je ne compte pas, je ne me rationne pas, je me régale. Mais attention, je fais des efforts (que j'adore) : je bouge, je fais du sport, j'opte pour les bonnes associations alimentaires (intégrées au fil du temps), je respecte un mode de vie naturel qui est un peu long à mettre en place car il demande de la curiosité et de changer des habitudes. Et vous le savez comme moi, changer une habitude c'est difficile, on sort de sa zone de confort ! Alors, à vous de voir ce que vous avez envie d'expérimenter et ça, personne ne peut le faire à votre place car vous seule décidez ce qui est sur votre chemin...

Ça va aller... souriez, vous êtes filmée ! Si, si ! Et si après avoir lu ce livre, vous avez envie de témoigner de vos changements et de partager vos découvertes, envoyez-moi un mail ou votre petite vidéo de témoignage à : **anne@femininbio.com**

C'est parti : go, en avant les *green girls* pour la Happy Détox !

INTRODUCTION

Variation de température, durée d'ensoleillement qui rallonge ou raccourcit, nature qui se réveille ou s'endort... le rythme des saisons s'impose. Pourquoi ne pas en profiter pour réveiller notre horloge biologique ? Une cure de détox à chaque changement de saison est idéale pour aider notre organisme à faire une transition en douceur. Booster l'immunité, décharger le corps des toxines accumulées... Selon la saison qui arrive, l'objectif varie, mais le gagnant est toujours notre bien-être !

Pourquoi la détox ?

Depuis 1945, notre alimentation a été révolutionnée. Désormais, elle est largement dominée (80 % tout de même !) par les produits alimentaires industriels qui ne sont pas ce que l'on fait de mieux en matière de nourriture saine : acidifiants, colorants et conservateurs y sont surreprésentés, sans compter la présence de sucre et de sel, et le fait que les produits sont tellement raffinés qu'ils n'apportent pas de quoi satisfaire nos besoins réels. Bref, l'alimentation industrielle, c'est un cocktail détonnant qui perturbe les réactions chimiques naturelles de notre organisme et l'encrasse.

On peut changer un filtre de machine à laver plein de calcaire. Mais pour notre organisme, pas de pièce de rechange disponible ! Il faut donc nettoyer de l'intérieur, et c'est le but de la détox. Même si vous avez une alimentation saine, la détox de saison va vous alléger.

Qu'en disent les Chinois ?

La médecine chinoise est centrée sur les énergies du corps et leur équilibre. Parmi les piliers de cette médecine, la théorie des cinq mouvements. Il s'agit de cycles qui suivent les saisons et qui sont reliés à un organe particulier :

- au printemps, le mouvement Bois correspond au foie ;
- en été, le mouvement Feu correspond au cœur ;
- à l'automne, le mouvement Métal correspond au poumon ;
- en hiver, le mouvement Eau correspond au rein ;
- l'intersaison se rapporte au mouvement Terre et correspond à la rate et à l'estomac.

L'intersaison est une période cruciale pour l'équilibre des énergies. À quatre reprises dans l'année, il faut stimuler la rate et l'estomac : c'est le moment privilégié pour une détox ! Depuis des millénaires, les Chinois et les Indiens ont compris l'importance de préparer l'organisme à la nouvelle saison, en relançant les énergies internes.

Ne comptez pas sur votre calendrier pour trouver les dates des intersaisons : l'année chinoise est lunaire, le jour de l'an n'est pas fixe. Les saisons chinoises ne correspondent donc pas à nos équinoxes et solstices, leurs dates sont cependant facilement trouvables sur Internet. L'intersaison constitue les 18 jours qui précèdent la nouvelle saison. Une durée idéale pour une détox.

La détox, comment ça marche ?

Les principes de base sont simples : on réduit les apports nutritionnels, on privilégie les aliments non toxiques (exit au maximum la viande, le sucre, les laitages, le café…), on mise sur une alimentation saine et naturelle, bio, et on boit de l'eau, des infusions, des jus verts (*green* smoothies).

Pour vous aider dans votre démarche, j'ai imaginé pour vous cette happy assiette idéale au quotidien…

L'équilibre de la Happy Détox

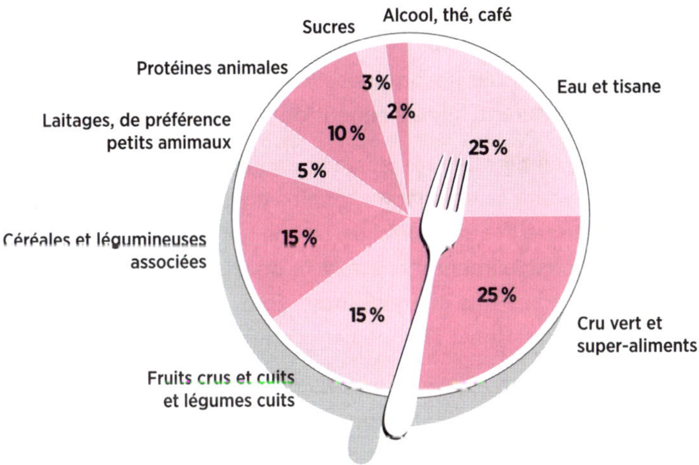

Dans la pratique, la cure de détox est très différente selon les personnes. Rien que sur la durée, elle peut varier d'un repas à un mois ! Le contenu aussi peut s'adapter aux besoins et aux contraintes de chacune : mono-diète, mono-diète alternée, un repas détox hebdomadaire…

Dans tous les cas, on choisit une période calme pour commencer. La détox ne se décrète pas du jour au lendemain, surtout dans le cas des détox courtes (jeûne par exemple) : il faut prévoir trois à quatre jours pour supprimer les grandes familles d'aliments puis trois à quatre jours pour les réintroduire. Si on décide de faire une détox de longue durée, il faut prévoir l'organisation qui va en découler... surtout si vous n'êtes pas seule à la maison et que les autres ne vous suivent pas !

J'y gagne quoi ?

Épurer notre organisme, le débarrasser des toxines accumulées, relancer le bon métabolisme... la détox permet tout cela et bien plus encore ! Une cure de détox stimule les organes : les reins, le foie et l'intestin se nettoient et se régénèrent. Ils deviennent donc plus efficaces.

La cure de détox élimine les toxines accumulées, notre organisme se décrasse et ça se voit : teint éclatant, ongles et cheveux solides, immunité renforcée, fatigue et stress oubliés, bonne humeur... Bien que basée sur une réduction de l'alimentation, la cure de détox est loin d'affaiblir. Elle relance au contraire nos énergies internes. Elle ne vise pas à maigrir mais peut participer à affiner la ligne car elle améliore le métabolisme.

La cure de détox présente de nombreux bienfaits, mais attention à ne pas en faire trop : notre organisme a besoin d'apports variés pour fonctionner au mieux. La cure est un coup de pouce temporaire, elle ne doit pas devenir une habitude, au risque de laisser place à des problèmes de santé.

C'est pourquoi vous pouvez opter pour la Happy Détox toute l'année car elle correspond à une bonne hygiène de vie.

Partie 1

MES HAPPY TRUCS POUR ÊTRE BIEN DANS MON CORPS, BIEN DANS MA TÊTE

Dans ce chapitre, découvrez mes 13 happy trucs pour être bien au quotidien. Loin de moi l'idée de vous inciter à les appliquer tous. Ce sont des choses que je pratique régulièrement, c'est mon style de vie. À vous de découvrir ce qui vous fait du bien et surtout ce qui vous fait kiffer, sans être nocif. Pour cela, il n'y a qu'un mantra : explorez, expérimentez, explorez, expérimentez. Mais avant de commencer, posez-vous et réfléchissez un peu à votre rapport à l'alimentation. Si, si, allez ne sautez pas cette étape !

Je suis en conscience pour comprendre mon rapport à l'alimentation

Tout le monde n'est pas égal face à une assiette. Il y a ceux qui apprécient, ceux qui appréhendent, ceux qui s'empiffrent, ceux qui picorent... Prendre conscience de notre rapport à l'alimentation est une étape essentielle pour construire son rapport au corps. Combien sommes-nous à être dans un combat mental de contrôle de notre poids, de notre corps ? C'est infernal car le contrôle mental ne fonctionne qu'un temps. L'esprit est programmé pour aller chercher l'énergie pour se faire plaisir. Il vaut mieux comprendre d'où viennent nos pulsions alimentaires, et ce qu'elles disent de notre histoire.

Je mange, donc je suis…

Notre rapport à l'alimentation est le fruit de notre éducation et de notre environnement. On nous a appris à respecter certaines consignes, parfois contradictoires (« ne mange pas trop » aussi bien que « termine ton assiette »), à profiter des repas comme d'un moment convivial en famille ou au contraire comme d'un moment bâclé, à manger par plaisir ou sous la menace (« si tu n'aimes pas, tu peux laisser » ou bien « tu n'auras pas de dessert si tu ne manges pas tous les épinards »), etc. Si l'on ajoute à cela les diktats que nous renvoie la société d'aujourd'hui, c'est bien normal que la névrose gagne notre rapport à l'assiette !

Savez-vous comment vous avez été nourri les premiers jours ou mois de votre vie, les premières années ? L'alimentation était-elle une récompense, un jeu, un combat, un plaisir, une punition ? Réfléchissez bien au rapport que vos parents entretenaient avec la nourriture. Chez moi, on grignotait beaucoup avant les repas, et le sucré et les laitages étaient très importants. Bien sûr l'alimentation était équilibrée et faite maison mais… on grignotait et on dégustait souvent des petites douceurs, un vrai moment plaisir, une vraie pause… Cela en dit souvent long sur nos habitudes d'adultes.

Pourquoi une thérapie peut être utile…

Le but ? Comprendre son rapport à l'alimentation pour être en conscience. Idéalement, allez voir un thérapeute spécialisé en nutrition et alimentation : cela évitera de multiplier les séances pendant des années sans aborder les questions d'alimentation et de poids… et donc sans progresser ! Parce qu'il est à la fois compétent et extérieur, le psychologue ou thérapeute aide à retracer le passé pour mieux dérouler le futur. L'essentiel pour cela est bien sûr d'être humble et sincère au fil des séances.

Quelques séances suffisent à retrouver confiance en soi et mieux connaître son rapport à l'alimentation et à son corps. Je pense que c'est essentiel pour qui veut mieux se connaître. Quand le bébé naît au monde, il a besoin de trois choses essentielles : l'amour, la sécurité et la nourriture. Bien souvent et inconsciemment ces trois éléments sont liés, réfléchissez-y !

Je trouve aussi idéal une consultation personnalisée avec un naturopathe. Cela permet de détecter d'éventuelles carences alimentaires et aussi de mieux comprendre ce qui cloche dans son alimentation. C'est un chemin de découverte de soi passionnant et riche. C'est comme découvrir le meilleur carburant pour son corps. Vous ne donneriez pas un Coca-Cola® ni du café à un bébé ? Non seulement vous auriez conscience de lui faire du mal, en plus il en serait malade. Alors pourquoi ne le faisons-nous pas pour notre corps qui est notre compagnon le plus proche, celui qui va nous accompagner toute notre vie ? N'oublions pas : « Que ton aliment soit ton médicament » disait Hippocrate. Même à votre chat ou chien, il ne vous viendrait pas à l'idée de lui donner du Nutella® !

Qu'est-ce qu'on y gagne ?

Un soulagement et un réconfort, grâce à une meilleure connaissance de soi et une acceptation de son passé alimentaire, ce qui inclut aussi bien notre éducation que notre vie d'adulte à la recherche d'une bonne image de soi. On peut donc construire une nouvelle approche de notre assiette sans restrictions mentales, en écoutant notre corps, nos envies et nos convictions, parfois différentes de ce que l'on nous a appris. Le poids rêvé n'est pas toujours celui qui nous convient le mieux, chacune est différente et l'essentiel est de se sentir bien !

EXERCICE PRATIQUE : ÉMOTIONS ET ALIMENTATION

Voici quelques questions que vous pouvez vous poser. Les réponses ne sont pas forcément objectives, ce qui compte c'est votre ressenti, les émotions qui accompagnent ces réponses.

Moi enfant

✔ Bébé, comment ai-je été alimenté ? Par qui ?

....

✔ Que mangeait-on à la maison enfant ?

....

✔ Qui cuisinait la plupart du temps ?

....

✔ Quelle nourriture me faisait plaisir ?

....

✔ Le temps du repas était-il un temps : partagé, de plaisir, de contraintes ?

....

✔ L'ambiance était-elle détendue, joyeuse ou affreuse ?

....

✔ Quelles bonnes habitudes alimentaires avions-nous ?

....

✔ Quelles mauvaises habitudes alimentaires avions-nous ?

....

✔ Quelle saveur associer au plaisir, à la joie ?

....

✔ Quelle saveur associer à la tristesse ?

....

✔ Comment je perçois mon corps d'enfant ?

....

Observez vos réponses **sans jugement**, comme si vous regardiez le petit enfant d'autrefois.

Moi adulte

Aujourd'hui, qui me nourrit ? Suis-je responsable de mon alimentation ou est-elle déléguée (conjoint, restaurant, cantine) ?

✔ Combien de temps est réservé à la préparation du repas ?

....

✔ Qui fait les courses ?

....

✔ Quelle est l'ambiance à table au petit-déjeuner, au déjeuner, au dîner ?

....

✔ Quelles bonnes habitudes alimentaires ai-je ?

....

✔ Quelles mauvaises habitudes alimentaires ai-je ?

....

✔ Comment je perçois mon corps d'adulte ?

....

Observez vos réponses sans jugement mais avec conscience, comme si vous observiez une autre personne.

Faites des relations entre ce que vous avez vécu enfant et votre alimentation aujourd'hui. Observez vos conclusions sans jugements. Restez paisible, ne blâmez personne.

Quelques pistes pour se lancer…

Le docteur Apfeldorfer, psychiatre et psychothérapeute, est le grand spécialiste des questions de réconciliation entre alimentation et mental. Il a écrit de nombreux livres pour faire connaître sa méthode qui vise à réhabiliter le plaisir de manger comme base d'une alimentation saine. Je vous conseille en particulier *Manger en paix !* et *Maigrir, c'est dans la tête* (voir bibliographie p. 177).

Une autre belle lecture : *Manger en pleine conscience : la méthode des sensations et des émotions* de Jan Chozen Bays, préfacé par Gérard Apfeldorfer et Jon Kabat-Zinn : quand la méditation et l'art de manger se mêlent ! Ou encore le livre de Deepak Chopra, *La méthode Chopra pour perdre du poids : arrêter les régimes* (voir bibliographie p. 177). Il existe aussi des méthodes très efficaces pour perdre du poids avec l'EFT (Emotional Freedom Technique).

Réfléchissez à votre emploi du temps, posez-vous et mettez en place progressivement ces changements.

Je mange un max de produits bio et de saison

Pour moi, l'agriculture bio est un pilier de l'alimentation saine. Oui, et à juste titre !

Qu'est-ce que c'est ?

L'agriculture bio est une agriculture respectueuse de l'environnement, qui n'utilise pas de produit chimique ou de synthèse. Elle s'applique aussi bien à la culture de fruits, de légumes et de céréales qu'à l'élevage. C'est une agriculture respectueuse du rythme des saisons et de la terre, qui vise la qualité plus que la quantité (à l'inverse de l'agriculture industrielle qui est intensive, avec un rythme accéléré de culture).

D'où ça vient ?

Autrefois, l'agriculture était naturellement bio : on ne connaissait pas les engrais chimiques, les pesticides ni les OGM. Les découvertes scientifiques du XXe siècle ont transformé l'agriculture pour faire face à une augmentation des demandes après la Seconde Guerre mondiale. Les pesticides ont surtout été un formidable recyclage de l'arme chimique de la Première et Seconde Guerres mondiales. Aujourd'hui, il existe environ cinq cents pesticides qui entrent dans la composition de huit mille produits[1]. Mais une fois pris dans l'engrenage du toujours plus, il est ensuite devenu très difficile d'en sortir. D'où une agriculture de plus en plus chimique, au détriment de la qualité, de notre santé et de la planète.

L'agriculture bio a retrouvé sa place et ses défenseurs au fur et à mesure que les dysfonctionnements et incohérences de l'agriculture intensive sont apparus au grand jour : sols épuisés, agriculteurs en danger, nourriture de moindre qualité, perte de la biodiversité, utilisation de produits toxiques pour l'homme et l'environnement, etc.

En Inde, des dizaines de milliers de paysans se suicident chaque année à cause des OGM. En France, les taux de suicide les plus élevés se trouvent chez les agriculteurs. Selon Dominique Barrau, secrétaire général de la Fédération nationale des syndicats d'exploitants agricoles (FNSEA), cette situation dramatique s'explique par une pression administrative très forte : « On est depuis vingt ans sur le marché mondial avec des prix à la baisse et une chaîne alimentaire qui ne fait pas de cadeaux aux producteurs. » Ça vous donne envie de cautionner un tel système asphyxiant pour l'homme et la planète ? Pour tout notre écosystème ? Moi non !

1 Source : http : www.notre-planete.info/ecologie/alimentation/pesticides.php

Pourquoi je mange bio et de préférence local ?

La différence entre le bio et le conventionnel réside dans les qualités nutritionnelles intrinsèques des fruits et légumes. Mais surtout dans ce que les fruits, légumes et céréales bio ne contiennent pas de produits chimiques, résidus de pesticides ou engrais chimiques. Et ça, c'est une sacrée différence pour ma santé. Pas question que mon alimentation soit une pollution ! En mangeant bio, je m'assure de limiter au maximum l'ingestion de produits chimiques (j'évite donc d'abord l'intox avant la détox). Manger bio, c'est respecter le rythme des saisons : les tomates en hiver, non merci. Non seulement c'est mauvais pour la planète, mais ce n'est pas ce dont mon organisme a besoin pour affronter l'hiver ! J'essaie aussi de privilégier les aliments bio et locaux : moins de transport, d'intermédiaires, c'est moins de pollution, plus de fraîcheur et plus de traçabilité. Et je participe au maintien de l'emploi en France. Dernier point positif, se mettre au bio, c'est aussi l'occasion de découvrir de nouvelles saveurs et une nouvelle façon de s'alimenter : plus de céréales, de légumineuses, peu ou pas de protéines animales et pas de produits industriels.

Comment s'y mettre ?

Aujourd'hui, le bio est entré dans le monde de la grande consommation. On trouve donc un rayon bio dans tous les supermarchés ! Il existe aussi de nombreux magasins spécialisés où s'approvisionner. On peut aussi aller faire un tour au marché du village pour rencontrer les producteurs locaux et s'informer de l'existence d'une AMAP (Association pour le maintien de l'agriculture paysanne) près de chez soi. Les fruits et les légumes frais sont les premiers aliments auxquels on relie le bio, mais il y a aussi les œufs, les produits laitiers, les produits céréaliers... Le bio de supermarché peut aussi venir de très loin. Ouvrez l'œil sur les filières. Mes préférées sont les AMAP bio, les marchés bio et locaux de saison, les magasins bio, et en grande distribution, je privilégie les marques engagées bio comme Jardin Bio© ou Bjorg©.

Je maintiens un bon équilibre acido-basique

Deux lettres, deux chiffres et le tour est joué… ou presque ! Le PH (les deux lettres) de notre corps doit se situer aux alentours de 7,4 (les deux chiffres). Mais notre alimentation peut avoir un fort impact sur ce chiffre. À nous d'équilibrer ! Nous les Occidentaux, de par notre mode de vie, sommes très souvent en acidose !

Qu'est-ce que c'est ?

L'équilibre acido-basique est indispensable pour le bon fonctionnement de notre organisme. Mais c'est aussi parce que notre organisme fonctionne bien qu'il se maintient à niveau. La boucle est bouclée ? Oui, mais c'est à nous de faire attention. Cet équilibre assure que notre PH reste autour de 7,4, niveau idéal pour un bon métabolisme.

Comment je le mesure ?

La mesure du PH urinaire à l'aide de papier de tournesol vous permettra de savoir si votre organisme est trop acide ou bien équilibré. Un seul test ne suffit pas pour un résultat fiable : l'urine du matin est plus acide car elle concentre les déchets accumulés pendant la nuit. Il est donc conseillé de faire le test deux ou trois fois dans la journée et ce pendant trois ou quatre jours afin d'avoir une moyenne fiable. Idéalement, le résultat est compris entre 7 et 7,5. Demandez conseil à votre naturopathe préféré.

Qu'est-ce qui peut le perturber ?

Entre un mode de vie trop sédentaire et une alimentation trop riche et déséquilibrée, difficile de maintenir un bon équilibre acido-basique sans y prêter attention ! Le pire ennemi, ce sont les aliments qui déminéralisent l'organisme. En haut de la liste, on trouve le sucre blanc : trop raffiné, il n'apporte aucun nutriment intéressant. La farine blanche et les conservateurs sont aussi sur le podium : la première parce qu'elle est tellement transformée qu'elle en est dénaturée, les seconds parce qu'ils transforment les aliments en profondeur. L'abus d'alcool et les excès de protéines animales ont aussi un effet notable sur l'acidité de l'organisme. Sans parler du stress et/ou de la suractivité qui, dans mon cas, participent à me mettre en acidose.

Quels sont les risques ?

Le risque, c'est d'être trop acide. Dans ce cas, la digestion devient difficile. L'intestin grêle, trop acide, digère mal les aliments. Le foie, la vésicule biliaire et le pancréas sont beaucoup plus mobilisés pour compléter le travail de digestion, qui sera dans tous les cas de moins bonne qualité. Moins d'enzymes, moins de métabolisme : le système immunitaire s'affaiblit, des troubles digestifs ou des déséquilibres hormonaux apparaissent... Le déséquilibre peut provoquer une prise de poids. Le risque est aussi important pour nos os : notre organisme va chercher à rééquilibrer la situation en allant puiser dans ses réserves de minéraux basiques, en premier lieu, le calcium dont nous avons une bonne réserve dans nos os. Mais ce faisant, la densité osseuse diminue.

Comment le préserver ?

En privilégiant les aliments alcalinisants et diminuant les acidifiants. Sans être exhaustif, voici quelques pistes...

Aliments acidifiants	Aliments alcalinisants (basifiants)
Orange, abricot, prune Asperge, rhubarbe, oignon, chou de Bruxelles, artichaut Noix, noisette, pistache Les céréales et dérivés, surtout s'ils sont très raffinés Les laitages La viande, les poissons et la volaille	La plupart des fruits (ananas, citron, cerise, fraise, pêche, pomme, raisin, melon, banane, datte...) La plupart des légumes, verts ou colorés Mention particulière à la pomme de terre Amande, châtaigne Algues Graines germées

Notez que le goût acide n'a aucun effet sur l'acidité du corps. Le citron par exemple, qui fait frémir les papilles, est en fait alcalinisant !

J'essaye de boire de l'eau de qualité entre les repas, souvent et en petite quantité

On connaît la chanson : il faut boire 1,5 litre par jour. Mais pourquoi ?

Buvez !

En moyenne, un adulte est composé à 65 % d'eau. C'est donc fondamental de s'assurer que nous restons bien hydratés. Entre les urines, la respiration et la transpiration, nous perdons chaque jour entre 1 et 2 l d'eau. Boire 1,5 l minimum permet tout simplement de compenser ces pertes. Si vous faites du sport, vous vous dépensez plus, il faudra boire plus. Et n'attendez pas d'avoir soif pour boire, car cela veut dire qu'il est déjà tard !

Je bois quoi ?

Zéro calorie et pleine de minéraux. Pourquoi aller chercher plus loin que l'eau ? C'est la seule boisson réellement indispensable à la vie. Mais boire 1,5 l par jour ne veut pas dire boire chaque jour une bouteille d'eau entière. On trouve de l'eau dans d'autres liquides, comme le thé, les infusions, les soupes, les jus de fruits ou de légumes. Pour ma part, j'alterne entre les bouteilles d'eau et un filtre à eau puissant. J'aime la biodiversité aquatique ! Être mono-eau n'est pas mon truc. L'eau du robinet, bien que filtrée et très surveillée, ne filtre pas les résidus médicamenteux, notamment les contraceptifs qui sont des hormones qu'on retrouve ensuite dans nos corps. Par ailleurs, elle est souvent chargée en chlore. Pour filtrer l'eau du robinet, il faut des filtres très puissants qui, hélas, coûtent plus cher. Une installation de qualité sous votre évier peut être un bon investissement pour une famille. Si vous habitez près d'un centre radioactif ou près de zones d'agriculture intensive, je vous propose de bien vérifier par vous-même la qualité de l'eau du robinet. Je recommande la fontaine Mélusine (avec bol en verre) ou un système perfectionné d'osmose inverse. Quant aux eaux en bouteille, mes eaux chouchoutes parfaites pour nos organismes sont des eaux de source (non minérales) : Mont Roucous©, Rosée de la Reine© (éventuellement Volvic©). Si vous buvez plutôt de l'eau en bouteille, tournez entre les marques. Quand je vivais aux États-Unis, je commandais de l'eau de source locale conditionnée en bouteille de verre et opaque. Idéal pour ne pas contaminer l'eau avec le plastique et la protéger. Les bouteilles de verre étaient consignées puis réutilisées. Évidement c'est toujours plus polluant comme circuit que l'eau du robinet.

Je bois quand ?

Si vous avez des troubles digestifs, mieux vaut privilégier les pauses boisson en dehors des repas : l'estomac sera moins dilaté et l'impression de lourdeur due au repas sera diminuée. De plus, boire pendant les repas dissout le bol alimentaire et notamment les enzymes.

Je fonce sur les tisanes minceur : buvons intelligent !

Une tisane pour mincir ? Oui, car les tisanes sont avant tout des cocktails de plantes aux vertus intéressantes, souvent considérées dans la tradition comme des plantes médicinales.

À elles seules, elles ne vous feront pas maigrir. Leur effet est plutôt indirect : elles participent à la bonne hydratation du corps, stimulent l'organisme, le purifient et améliorent le transit. Elles ont aussi un côté coupe-faim bienvenu : en cas d'envie subite de grignotage, les tisanes sont un moyen très efficace et très peu calorique de calmer notre cerveau.

Il existe plusieurs types de tisanes, selon les mélanges de plantes qu'elles contiennent. Elles ont toutes leur intérêt, mais leur consommation varie : le matin, en journée... Renseignez-vous car les préconisations varient selon les compositions. Le choix est vaste et dépend des envies, des objectifs et des goûts.

Dans tous les cas, il faut rester raisonnable : à trop vouloir se faire du bien, on peut se faire du mal ! Par exemple, le thé vert est un formidable antioxydant, mais consommé en grande quantité il empêche la fixation des minéraux. Consommées sur de trop longues durées ou en trop grande quantité, les tisanes qui aident à détoxifier l'organisme finissent par éliminer également minéraux et vitamines et par avoir des effets négatifs sur les reins. Là encore, suivez les conseils de l'herboriste, du pharmacien ou du naturopathe.

Globalement, il est préférable de ne pas dépasser trois tasses par jour et dans le cas d'une cure diurétique ou détox, une semaine est une bonne durée. Mais il ne s'agit pas là d'une vérité absolue, il faut aussi prendre en compte des facteurs personnels comme le poids et les conditions de santé générales. En un mot, n'hésitez pas à vous faire conseiller avant de vous lancer !

Ces précautions prises, voyons ce qu'il en est concrètement ! Dans la famille tisane, je demande...

Les tisanes détox

C'est souvent la première à laquelle on pense. On la trouve aussi sous l'appellation tisane drainante. C'est l'alliée traditionnelle des régimes car elle aide à éliminer les toxines et déchets qui accompagnent la perte de poids. Ces tisanes sont composées de feuilles de plantes aux propriétés détoxifiantes reconnues comme les queues de cerises, le pissenlit ou le persil. Pour maximiser l'effet détox, elles sont le plus souvent composées de plusieurs plantes.

Les tisanes diurétiques

Les tisanes diurétiques concentrent leurs effets sur les reins et la vessie. Elles permettent d'éliminer l'eau en rétention dans les tissus et remettent au travail les reins qui peuvent alors mieux jouer leur rôle de purificateur de l'organisme. On y retrouve des plantes semblables à celles qui composent les tisanes détox, notamment les queues de cerises. Comme elles permettent de perdre de l'eau, ces tisanes ont souvent un effet rapidement visible sur la balance… mais il faut relativiser car la graisse est toujours là !

Les tisanes pour soulager le foie

Le foie est essentiel dans l'équilibre interne de l'organisme. On peut comparer son rôle à celui d'un filtre. Et comme celui-ci, il nécessite d'être nettoyé de temps en temps pour fonctionner au mieux. Certaines plantes, comme le thym ou le romarin, sont particulièrement efficaces pour soulager le foie.

Les tisanes anti-cellulite

Il s'agit de tisanes à base de plantes qui, au-delà d'une action de drainage, activent la circulation et décongestionnent les tissus. Un vrai coup de pouce pour se débarrasser de la cellulite ! Parmi les cocktails les plus efficaces, cherchez ceux à base de vigne rouge, d'ortie ou de feuilles de bouleau.

Les tisanes coupe-faim

Ces tisanes n'ont pas pour but de nettoyer l'organisme en général ou un organe en particulier. Il s'agit réellement de vous aider à ne pas vous jeter sur le premier paquet de biscuits en vue ! Les tisanes coupe-faim sont composées de plantes dont le mélange donne un sentiment de satiété. Le résultat est plus ou moins flagrant selon les personnes, mais dans tous les cas, boire calme la faim.

Les tisanes brûle-graisse

Les plantes qui sont à la base de ces tisanes aident à transformer les graisses en énergie, que l'organisme pourra ensuite utiliser pour fonctionner. Elles sont donc un bon complément alimentaire dans le cadre d'un régime. Particulièrement efficaces dans ce rôle, l'ananas et la papaye.

Les tisanes ventre plat

Ces tisanes sont en réalité assez généralistes. Bien souvent, elles mélangent les actions des tisanes plus spécifiques. Cependant, on note aussi l'apparition du fenouil et de la mélisse, qui ont une vraie action contre les gonflements et les ballonnements.

Mes recettes de tisanes minceur

Voici quelques recettes pour vous aider à vous lancer ! Pour chaque recette, vous pouvez filtrer la tisane avant de la boire. Quant à savoir où trouver les feuilles séchées pour réaliser ces tisanes maison, rendez-vous tout simplement dans une pharmacie ou une herboristerie. En discutant avec le préparateur, vous pourrez même découvrir des mélanges intéressants qui renforceront l'action des tisanes… C'est en parlant et en échangeant que l'on apprend !

La tisane au fenouil

Il vous faut :

- 1 c. à c. de graine de fenouil
- env. 200 ml d'eau

Faites chauffer l'eau. Pendant ce temps, écrasez les graines de fenouil. Versez l'eau chaude sur les graines broyées. Laissez infuser 10 minutes.

La tisane au thym

Il vous faut :

- 1 à 2 c. à c. de thym séché
- env. 200 ml d'eau

Faites chauffer l'eau puis versez-la sur le thym. Laissez infuser 5 minutes. Vous pouvez ajouter du jus de citron ou une cuillère de miel à l'infusion.

La tisane de queues de cerises

Il vous faut :

- 1 belle poignée de queues de cerises séchées
- env. 200 ml d'eau

Faites chauffer l'eau puis versez-la dans la tasse. Ajoutez les queues de cerises et laissez infuser 10 minutes environ.

La tisane de bouleau

Il vous faut :

- 1 à 2 c. à c. de feuilles de bouleau séchées
- env. 200 ml d'eau

Faites chauffer l'eau puis versez-la dans la tasse. Ajoutez les feuilles de bouleau et laissez infuser 10 minutes environ.

La tisane de pissenlit

Il vous faut :

- 2 c. à c. de feuilles de pissenlit séchées
- env. 200 ml d'eau

Faites chauffer l'eau puis versez-la dans la tasse. Ajoutez les feuilles de pissenlit et laissez infuser 5 à 10 minutes.

MES TISANES CHOUCHOUTES

Les Jardins de Gaïa® en magasins bio ou salons.

En supermarché, la marque Jardin Bio© propose des tisanes brûle-graisse, ventre plat et détox dont je raffole. La toute nouvelle marque venue d'Allemagne Skinny Detox© propose un programme avec le matin : thé vert, maté, ortie, pissenlit, baie de Goji, et le soir avant le dodo : rooibos, citronnelle, avoine verte, hibiscus, sureau, citronnier et bleuet.

Je suis aussi fan de la tisane certifiée Bio de Caudalie© et de la marque anglaise Clipper® à la réglisse, sans parler de la YogiTea Choco dont je raffole. Une tisane au chocolat, pas banal ça !

Lov Organic© est aussi une marque sympa avec ses packagings colorés et son thé détox « Lov is Pure » (à base de maté et thé vert). Attention à bien faire la différence entre une tisane détox et un thé vert détox. Le thé vert contient de la théine.

Je raffole du Miam-Ô-fruit

Envie d'un petit-déjeuner qui réveille les papilles et vous donne de l'énergie pour la journée sans vous alourdir ? Le Miam-Ô-fruit est fait pour vous !

Qu'est-ce que c'est ?

Le Miam-Ô-fruit est un petit-déjeuner mis au point par France Guillain, qui s'est inspirée de la crème Budwig (méthode Kousmine). Cependant, la différence fondamentale est que le Miam-Ô-fruit ne contient pas de produits laitiers ni de céréales. Fort de cette caractéristique, ce petit-déjeuner est extrêmement digeste, ce qui ne l'empêche pas d'être très complet et de nous éviter le coup de barre de 11 heures.

Pourquoi j'en raffole ?

Certes, la préparation peut paraître un peu longue (au début), surtout que l'à-peu-près n'est pas possible dans cette recette. Mais le résultat en vaut largement la peine ! On gagne en premier un grand moment de gourmandise : le Miam-Ô-fruit doit en effet être longuement mastiqué en bouche avant d'être avalé pour libérer ses qualités nutritionnelles. On a le temps de percevoir toutes les saveurs. On a ensuite une pêche d'enfer pour la journée, une bonne mine et une grande forme sur la durée. Il est même recommandé pour de nombreux sportifs qui le consomment toute l'année. Il y a même un site Miam-Ô-run[2] qui prône le marathon au Miam-Ô-fruit. En ce qui me concerne, pour mon premier triathlon, j'avais préparé la veille un Miam-Ô-fruit au blender et gardé au frais toute la nuit. J'étais en forme pendant toute la compétition !

2 Pour en savoir plus : miamorun.com

Recette du Miam-Ô-fruit

Voici la recette de France Guillain, à vos crayons :

- ½ banane écrasée à la fourchette jusqu'à la rendre liquide et légèrement brune ;
- 2 c. à s. d'huile de colza bio ou 1 c. à c. d'huile de lin + 1 c. à s. d'huile de sésame crue non toastée. On émulsionne l'huile dans la banane, on ne doit plus voir l'huile. (J'aime aussi ma propre variante avec une multi-huile Vigean© ou Émile Noël©) ;
- 1 c. à s. rase de graines de lin broyées finement ;
- 1 c. à s. rase de graines de sésame broyées finement ;
- 1 c. à s. d'un mélange de trois autres graines broyées (cajou, arachide, noix, noisette, tournesol, pépin de courge, etc. au choix) ;
- 2 c. à c. de jus de citron frais ;
- plusieurs fruits ou morceaux de fruits différents : pomme, poire, kiwi, papaye, mangue, litchi, longane, ananas, fraise, framboise, fruit de la passion, fruit du dragon, groseille, prune, mirabelle, pêche, abricot, mûre, airelle, corossol, etc.

On choisit bien sûr des fruits de saison, et si possible, bio et locaux !

Pour une préparation moins fastidieuse, on peut broyer les graines de lin et de sésame à l'avance, voire faire un bocal pour la semaine (attention à ne pas garder les graines broyées plus longtemps, elles s'oxyderaient). De même, on peut mélanger les trois autres graines broyées dans un autre bocal, là encore en préparant la quantité qui convient pour la semaine. Et si vous n'êtes pas du matin, vous pouvez préparer votre Miam-Ô-fruit la veille au soir, et le laisser au frigo pour la nuit, dans un récipient bien étanche.

Moi j'aime aussi remplacer les graines de lin par des graines de chia appelées *Indian runner*. Mon Miam-Ô-fruit chouchou est celui d'été : framboises, fraises, pêche, abricot mais j'aime aussi celui d'hiver : kiwi, poire, pomme. J'aime aussi mixer le Miam-Ô-fruit au blender quand je n'ai que peu de temps. Le goût n'est pas le même car je rajoute une boisson végétale (amande, riz, châtaigne).

Yes, les bains dérivatifs !

Se rafraîchir l'entrejambe pour aller mieux ? Ne riez pas ! Vous pourriez bien devenir accro, comme moi ! C'est loin d'être une idée farfelue : le bain dérivatif a des résultats stupéfiants. C'est une détox mécanique et « soigne-tout » magique. Couplez-le avec le Miam-Ô-fruit et vous aurez la méthode complète de France Guillain (voir bibliographie p. 177). Tous les mammifères de la planète ainsi que les volatiles le pratiquent depuis toujours, comme les êtres humains.

Qu'est-ce que c'est ?

Les bains dérivatifs sont une pratique d'hygiène naturelle qui vise à rafraîchir de manière contrôlée l'entrejambe. Le contraste entre le froid appliqué sur cette région et la chaleur du reste du corps fait baisser la température interne. Les fascias, fines membranes qui entourent nos muscles, s'activent alors. Les effets détoxifiants ainsi que l'élimination des métaux lourds du bain dérivatif associé à la fabrication par le corps, via l'alimentation, de graisses brunes, ne sont plus à démontrer. Il y a 160 ans, le Dr Still, inventeur de l'ostéopathie, démontrait le travail de nettoyage du corps fait par les fascias. En 2008, grâce aux travaux de nombreuses universités de renommée internationale[3], il était prouvé qu'en faisant baisser la température interne de quelques dixièmes de degrés, les graisses brunes entraînaient vers la sortie toutes sortes de déchets de notre corps.

3 Parmi lesquelles le Centre du Diabète Josslin de Boston aux États-Unis, l'Université de Saint Petersburg, mais aussi au Japon, en Allemagne, aux Pays Bas ou au Canada.

Pourquoi je les pratique ?

Les bains dérivatifs renforcent l'immunité, améliorent le sommeil, réduisent le stress et reboostent l'énergie. Les déchets qui restaient bloqués sont mis en mouvement et le corps se détoxifie. Il est aujourd'hui établi que l'état inflammatoire peut être le responsable du déclenchement des maladies dégénératives. Pas de leur cause, mais de leur mise en œuvre. Or, le seul et unique moyen pour l'éliminer facilement et sans danger est le bain dérivatif sous la forme du rafraîchissement contrôlé de l'entrejambe.

Comment je les pratique ?

Il s'agit de poches de gel à refroidir au congélateur et à porter ensuite dans la culotte, tout en vaquant à ses occupations. Super simple, non ? On peut trouver très facilement des poches de gel en pharmacie ou utiliser la marque Yokool® recommandée par France Guillain (www.yokool.fr).

Je suis accro au running

Adolescente, au collège, je participais à des compétitions de cross, j'ai même décroché quelques médailles locales ! Puis je me suis mise à fumer, et j'ai arrêté la course pendant presque quinze ans ! En arrêtant définitivement la cigarette, je ne pensais pas redevenir accro au running. J'ai commencé en courant 5 km pour une cause, et quand j'ai vu que j'en étais capable, j'ai continué ! Je participe désormais à des semi-marathons, j'ai même couru un trail de 32 km, je me suis mise au triathlon et je cours maintenant trois fois par semaine au minimum.

À votre tour, trouvez votre cause et courez ! J'aime surtout les courses en pleine nature, c'est ma relaxation, ma méditation. Presque une transe. Je me ressource en contact avec la nature et les éléments. Pour ne pas trop brusquer mon corps, je nage et je fais aussi du vélo. Pour moi, le sport est devenu une priorité, c'est vital. J'évacue le stress, je fais le plein d'énergie, je me connecte aux éléments, je respire. Ça me rend heureuse et de bonne humeur. Ok au départ c'est un effort, mais irremplaçable ! Bref, vous l'aurez compris, je suis accro. Mettez-vous au défi ! Allez courir avec des copines. En bref, bougez-vous ! On ne peut pas vivre sans activité physique.

Qu'est-ce que c'est ?

Running, jogging, footing... ou tout simplement course à pied en français ! Les noms varient, la discipline reste la même : on court ! Chacune son rythme, chacune sa durée, chacune ses motivations. Pas besoin de s'inscrire à un club et aucun compte à rendre. En un mot, le running c'est le sport synonyme de liberté par excellence. Envie de bouger, à la recherche d'un coup de pouce pour s'affiner franchement, tonifier sa silhouette, envie de se faire plaisir... On a tout à y gagner et on devient vite addict ! Alors, enfilez vos baskets ! C'est un sport qu'on peut pratiquer partout, en toute saison et qui ne coûte pas grand-chose (sauf une bonne paire de baskets, très important !).

Pourquoi j'en raffole ?

Difficile de répondre à la question en quelques mots, mais essayons quand même ! En courant, on ne pense à rien, courir, c'est naturel. C'est donc une façon super de se vider la tête, et ça, c'est vraiment topissime pour avoir la *power patate*[4]. Plus de soucis, plus de tracas, on est seule, face à soi-même et le seul objectif est de se balader à son rythme. Et comme la tête est vide, que reste-t-il à faire ? Méditer, tout simplement ! C'est d'autant plus facile de se plonger dans la méditation que l'on est alors bercée par le rythme de notre foulée. Et pourquoi ne pas aller plus

4 Comme le dit si bien Florence Servan-Schreiber dans son livre *Power Patate* (Marabout, 2014).

loin ? Le running est une belle porte d'entrée vers la pleine conscience : prendre conscience du développement de notre foulée, de notre respiration, vivre l'instant présent comme tel. L'environnement peut s'y prêter facilement si on a la chance de pouvoir courir dans la nature, que ce soit dans la forêt ou au milieu des champs. On peut d'ailleurs l'observer en pleine conscience pour se reconnecter à la nature. Vous dire que je médite à chaque running serait archi-faux car je suis une cogiteuse en chef ! Courir aide aussi à me clarifier les idées.

Comment le pratiquer ?

Certes, on préfère la nature pour la qualité de l'air, mais on peut courir en ville. Privilégiez alors les parcs aussi bien pour les arbres que pour le terrain : on évite de commencer à courir sur de l'asphalte ou du béton, nos articulations risquent de ne pas apprécier ! On commence doucement : il faut prévoir un bon mois d'entraînement, à raison de trois séances par semaine, avant de tenir une demi-heure sans mollir. Débutantes, quel que soit votre âge, lancez-vous : la règle numéro 1 est d'écouter son corps et de ne pas forcer. D'ailleurs, chez les quadras et les quinquas, le running connaît un franc succès. Quand je vivais aux États-Unis, j'ai rencontré une maman de trois enfants qui avait un job et enchaînait les marathons et longues distances. Elle s'y était mise sur le tard.

Qu'est-ce que j'y gagne ?

On bouge, on se sent bien. Pourquoi ? Dans le cas du running, l'endurance nous fait faire le plein d'endorphines, molécule du plaisir (on dit aussi que c'est de la morphine naturelle) et anti-stress naturel. J'y gagne en satisfaction personnelle et estime de moi lorsque je réussis à franchir le cap que je me suis fixé : il existe de nombreux livres et sites qui proposent des programmes débutantes, expertes ou confirmées... Le running est un bon allié minceur : on brûle les calories en courant et on fait travailler tout le corps. L'endurance nous permet d'améliorer notre respiration, et un corps mieux oxygéné se porte mieux. Cerise sur le gâteau, détendue et de bonne humeur, on dort très bien le soir !

J'y arrive pas...

Malgré votre bonne volonté et votre enthousiasme, rien n'y fait ? Ça arrive ! Plutôt que de s'enfoncer dans le désespoir, changez de sport : la marche nordique est aussi un allié santé. Cette marche dynamique fait travailler tout le corps et le tonifie tout en nous faisant respirer. La nage et le vélo sont aussi très complets !

Je jeûne un peu, beaucoup, de temps en temps

C'est certainement l'une des pratiques thérapeutiques les plus anciennes. Désormais scientifiquement reconnue pour ses bienfaits sur l'organisme, c'est une pratique à découvrir ! Émissions de télévision, livres, stages, séjours, le jeûne est-il en vogue ? C'est oublier que dans toutes les religions on pratique des temps de jeûne salutaires pour le corps et l'esprit.

Qu'est-ce que c'est ?

Jeûner, c'est se priver volontairement de nourriture sur une période définie, qui peut être plus ou moins longue. L'organisme prend de quoi s'entretenir dans les réserves. On peut pratiquer le jeûne intégral, qui consiste à ni boire ni manger, ou faire un jeûn hydrique qui autorise de boire. C'est le jeûne le plus répandu. Récemment, d'autres formes de jeûne sont apparues, qui autorisent par exemple la prise de jus de fruits ou de soupe. Les calories absorbées étant très faibles (de l'ordre de 250 Kcal), le principe du jeûne reste le même. Le jeûne peut être complété par une activité physique douce.

D'où vient-il ?

Le jeûne est un rituel ancré dans plusieurs religions. Il est aussi recommandé comme thérapie depuis des siècles : Hippocrate le préconisait déjà. Les philosophes grecs le pratiquaient, estimant que cela les stimulait intellectuellement. Depuis toujours, il est considéré comme une pratique d'auto-guérison. Il est tombé en désuétude avec l'arrivée de la médecine moderne au XIXe siècle mais revient en force aujourd'hui. Les déséquilibres liés à l'alimentation contemporaine amènent de plus en plus de personnes à prendre conscience de l'intoxication de leur corps.

Pourquoi je le pratique ?

L'intérêt premier du jeûne c'est de mettre le corps au repos. Pendant quelques jours, l'organisme, et en particulier le foie et tout le système digestif, se repose. Le jeûne permet une détox de fond, qui se répercute sur tout l'organisme. Moins de toxines = meilleure santé ! Le jeûne a aussi des effets bénéfiques sur la santé : hypertension, maladies inflammatoires chroniques, allergies... Ne comptez toutefois pas maigrir avec le jeûne : gare à l'effet yo-yo !

Comment le pratiquer ?

Il n'y a pas de formule qui pourrait par défaut convenir à tout le monde : la pratique dépend de la condition physique et des besoins de chacun. Il est indispensable de se lancer doucement : rien ne sert de ne plus s'alimenter du jour au lendemain ! L'entrée dans le jeûne long prend plusieurs jours, au cours desquels on supprime les boissons autres que l'eau (café, thé...) et les aliments, par grandes familles (protéines, œufs, céréales, fruits et légumes...). Le retour à l'alimentation suit le chemin inverse, avec la réintroduction progressive des aliments (fruits et légumes, céréales, œufs, protéines...). La durée du jeûne est très variable et ne doit pas excéder quelques jours. Pour moi, ce qui me convient est de pratiquer des petits jeûnes par exemple le soir, juste un bouillon ou alors un jeûne par semaine. J'aime aussi le jeûne hydrique 16/17 heures, c'est-à-dire arrêter de manger après le repas du soir et ne remanger qu'à 13 heures le lendemain. Ce jeûne ne me convient pas quand je fais du sport à haute dose. L'idéal selon moi étant de combiner les deux : mono-diète et jeûne. Je trouve ça plus gérable pour mon organisme.

Je pratique les mono-diètes de saison

Pour celles que le jeûne impressionne, la mono-diète de saison est la solution idéale pour se faire du bien grâce à une détox tout en douceur et facile à intégrer à nos habitudes !

Qu'est-ce que c'est ?

La mono-diète de saison, c'est la consommation d'un seul aliment au cours d'un repas ou d'une journée. L'intérêt ? L'organisme se repose ! Eh oui, si on regarde bien nos assiettes, sur une journée, nous absorbons plus d'une vingtaine d'aliments différents. Un seul aliment, sain, bio et de saison, c'est la garantie de laisser à l'organisme le temps de se détoxifier et d'utiliser l'énergie non consacrée à la digestion pour régénérer les cellules. C'est particulièrement vrai pour le foie, qui est mis au repos pour sa fonction digestive et peut donc mieux jouer ses autres cartes, au niveau hormonal, immunitaire, sanguin…

D'où ça vient ?

En un demi-siècle, notre alimentation est devenue industrielle. Un changement qui se répercute sur l'organisme, surexposé aux toxines. Même en fonctionnant correctement, il ne peut pas supprimer seul tout ce à quoi il est soumis. La mono-diète, basée sur un aliment bio, donc sans toxiques, l'aide à se nettoyer.

Pourquoi j'en raffole ?

Beaucoup moins contraignant que le jeûne, c'est une façon efficace d'alléger le corps tout en se faisant plaisir : pas de sensation de privation, mais plutôt un rendez-vous régulier avec un aliment particulier. Je considère la mono-diète comme « mon nettoyage de printemps perso »… Avec un plus : je le fais à chaque changement de saison ! L'effet drainant se ressent rapidement et il en ressort une vraie sensation de bien-être.

Comment je m'y mets ?

La mono-diète ne se planifie pas sur une longue durée : trois jours maximum, sinon on risque des déséquilibres dans les apports nutritionnels. L'organisme apprécie surtout la régularité : on peut la pratiquer de façon hebdomadaire, pour un repas, deux (midi et soir) ou la journée, ou bien à chaque changement de saison ; dans ce cas, on essaie de faire une mono-diète de trois jours pour qu'elle soit vraiment efficace. On choisit un aliment (pomme, raisin…) ou une famille d'aliment (céréales…) et on s'y attache. Pas de café, ni de thé mais on peut s'autoriser des infusions. Pas question de manger rapidement : même s'il n'y a qu'un aliment dans l'assiette, on dresse la table comme tous les jours. On prend conscience de chaque bouchée et on mange lentement, en mastiquant bien.

MES MONO-DIÈTES CHOUCHOUTES

La cure de raisins en automne, le bol de riz semi-complet en hiver, l'asperge au printemps ou la cerise et la fraise en été.

Je médite pour être bien au quotidien

Non, la méditation n'est pas un « truc » ! Désormais appuyée par des études scientifiques[5], cette pratique se répand, apportant ses effets bénéfiques sur le mental et la santé et l'être tout entier. J'entends souvent des amis me dire : « Je n'arrive pas à méditer, ce n'est pas pour moi » ! Mais personne n'arrive à méditer ! Méditer, c'est d'abord réaliser que nous sommes sans arrêt en train de ruminer. Faire le silence en soi est très compliqué, c'est pour cela que je recommande la méditation 2 minutes ou 5 minutes par jour (à moins d'être un grand méditant) sinon on ne tient pas dans le temps ! On démarre sans se mettre la pression ! *Cool down*.

Qu'est-ce que la méditation ?

La méditation, c'est la gymnastique de l'esprit par excellence. Apprendre à se concentrer et à être attentif est la première étape, indispensable. Puis, différentes voies de méditation existent pour aller plus loin dans la connaissance de soi et calmer son esprit face au flot souvent ininterrompu de pensées qui s'y agitent. Ainsi faisant, on arrive à changer sa vision du monde, de son environnement, de soi et des autres. On les comprend mieux, on en a conscience et on apprend à mieux gérer les aléas, grands ou petits, qui ne manquent pas au quotidien.

D'où vient-elle ?

La méditation est d'origine bouddhiste. Bouddha a enseigné les diverses façons de méditer qui devaient permettre d'arriver à l'éveil. Lors de son arrivée en Occident, la méditation s'est détachée de la religion et il est désormais possible de la pratiquer sous son approche laïque. Dans cette

---

5 La méditation régulière modifie durablement le fonctionnement du cerveau selon l'étude de chercheurs américains de l'Hôpital Général du Massachusetts (Boston, US) publiée le 1er novembre 2012 dans la revue *Frontiers in Human Neuroscience*. Le titre de l'étude est : *Mindfulness practice leads to increases in regional brain gray matter density*.

approche, la méditation vise à développer le mental à travers une posture aussi bien physique (la position traditionnelle du lotus) que mentale (focaliser son attention, ressentir l'instant présent). On développe ainsi les qualités de l'esprit qui amène à une meilleure connaissance et compréhension de soi et de son corps et on développe ainsi une capacité à aller vers le bonheur.

Pourquoi j'en raffole ?

Grâce à la méditation, on apprend à lâcher prise. Cette déconnexion du quotidien permet de se recentrer sur ce qui est réellement important, de puiser en soi l'énergie nécessaire à l'accomplir et de se tourner vers les autres, le monde, en étant positive et ouverte à la rencontre. Lorsque la méditation devient une alliée, on peut aller jusqu'à la pleine conscience, c'est-à-dire focaliser pleinement son attention sur l'instant présent, l'accepter et l'assumer tel qu'il vient sans être perturbée. Rien de mieux pour calmer le stress et gagner en sérénité !

Comment je la pratique ?

La clé, c'est le calme. Rien ne sert de se lancer dans une séance de méditation si les enfants ont décidé de lancer une attaque des Sioux, autrement dit de courir dans le couloir en mimant la cavalerie le plus bruyamment possible... On s'installe donc dans le calme, dans un endroit agréable. Cela peut être chez soi ou dans la nature. On s'installe confortablement, sans être crispée. Pour commencer, l'exercice sera d'essayer de ne pas se laisser envahir par les pensées. Simple à dire, beaucoup moins à faire ! Peu à peu, on pourra apprendre à se concentrer sur nos ressentis, renouant ainsi le corps et l'esprit.

La méditation n'est pas synonyme de longue durée : un quart d'heure suffit à faire du bien ! Moi j'adore méditer le soir, je suis du soir et j'aime l'ambiance de la nuit qui m'apaise. Tous les soirs, au moment de dormir je m'allonge sur le dos dans mon lit, jambes en lotus et bras en lotus sur la poitrine. Cette position m'est très personnelle et m'est venue spontanément. Ainsi je passe un temps en moi. Cela peut durer trente secondes et je m'endors ou une heure. Je ne me fixe pas d'objectif, je suis sans attente. Ensuite j'aime aussi méditer avec des amis, participer à des cercles de méditation ou prières. À chacun sa spiritualité et sa pratique. Mais un temps en soi, dans le cœur, en observation est indispensable quelle que soit sa forme !

Quelques pistes pour se lancer...

Je vous conseille la lecture du livre *L'art de la méditation* de Matthieu Ricard. Je suis aussi fan de *Méditer jour après jour* de Christophe André et des livres de John Kabat-Zhin (voir bibliographie p. 177).

Je fais du yoga, j'aime ça !

Le mot yoga veut dire « faire le lien » ou « unir », « relier », « intégrer », « harmoniser », on cherche l'unité pour se relier à soi et à l'univers en se centrant. Une pratique douce, pour ressentir son corps et l'habiter, l'incarner... Un moment pour soi et pour se retrouver... Que du bonheur ! Je pratique le yoga par intermittence mais quand je n'en fais pas ça me manque ! Slim Yoga, Iyengar, Fly Yoga, Kundalini Yoga, à vous de trouver celui qui vous parle le plus.

Qu'est-ce que c'est ?

Le yoga cherche à maintenir un bon équilibre entre le mental, le corps et l'esprit. C'est une discipline très complète qui permet de sculpter la silhouette, de se défouler et de rester zen. Surtout, le yoga est un chemin de sagesse, d'écoute de soi. Le yoga muscle en profondeur tout en étirant le corps. On est en recherche d'harmonie et d'équilibre. Dos, articulations, souplesse, tout est bénéfique dans le yoga. L'avantage, c'est qu'il n'y a pas d'âge idéal pour commencer et on peut se lancer quel que soit notre rapport au sport : très distancé ou totalement accro. Une chose est sûre : le yoga fait du bien à tout âge et quelle que soit notre condition physique de départ.

D'où vient-il ?

Le yoga puise ses racines en Orient, où il est pratiqué depuis des millénaires. C'est même en Inde, plus précisément, que cette discipline a vu le jour. Mais depuis, le yoga a conquis l'Occident, qui s'est approprié ses gestes et sa philosophie. Le yoga est désormais totalement banalisé dans les pratiques de bien-être. Il se décline en différentes branches, comme le Hatha-yoga, le Raja-yoga, le yoga Bikram ou encore le Slim yoga[6], Power yoga, Strala yoga, Anushara, Vinyasa, Tantra, yoga prénatal, Jivamukti, Kundalini yoga, yoga du rire... Chacune est une porte d'entrée vers la méditation, l'apaisement, la paix, le calme, le souffle, la connaissance de soi et le bien-être.

Pourquoi j'en raffole ?

Gestes lents ou postures rapides et dynamiques, travail à son rythme, respiration en conscience, méditation... Rien qu'en une séance, le travail sur soi est énorme ! Tout se fait naturellement et on ressort des séances à la fois apaisée et regonflée à bloc, forte d'un sentiment de bien-être incroyable. Plus on pratique le yoga, plus on gagne en conscience de soi, en confiance en soi, en souplesse, en respiration... Bref, en bien-être ! Le yoga libère les articulations, favorise la circulation du sang, chasse les toxines du corps, libère le mental et favorise la force du corps. Tout de bon, une véritable Happy Détox !

---

6 Pour en savoir plus : *Slim yoga*, Tara Stiles, Paperback, 2010.

Comment je le pratique ?

On peut pratiquer le yoga seule, chez soi et avoir une routine yoga tous les matins et tous les soirs pour favoriser un sommeil harmonieux. Pour ma part, j'aime toujours autant la salutation au soleil et quelques postures d'étirements du dos que je pratique seule de manière hebdomadaire. Mais il existe de nombreux centres qui proposent du yoga, ce qui peut être intéressant pour bien débuter : se familiariser avec les postures, comprendre la philosophie du yoga, être accompagnée dans sa progression… mais aussi rencontrer d'autres personnes !

On peut choisir un yoga plus gymnastique ou un yoga plus holistique, plus spirituel en fonction de ses propres aspirations. Ma pratique d'un autre art corporel, le Wutao, m'a aidée à pratiquer le yoga de manière plus consciente et à travailler le souffle différemment. Une pratique peut en nourrir une autre, quelle richesse ! À noter la journée internationale du yoga le 21 juin pour dénicher à cette occasion des pratiques en plein air ou dans des lieux insolites.

Côté tenue, j'aime pratiquer le yoga dans des vêtements confortables et souples en coton bio (Lolë© ou Ekyog©) et sur un tapis graphique (Nature & Découvertes©). Il est préférable de bien s'hydrater avant et pendant la séance pour optimiser l'effet.

MES DEUX YOGIS CHOUCHOUS

Tara Stiles à New York.
Mika de Brito à Paris.

ZOOM SUR LE SLIM YOGA

Développé par la star du yoga, Tara Stiles à New York, le slim yoga part du principe que mieux dans son corps, en conscience avec soi, plus relaxées, nous dormons mieux, avons de meilleures relations avec les autres, sommes plus apaisées, avons un rythme de vie plus calme, une meilleure énergie et par conséquent une meilleure alimentation et une silhouette affinée.

Le Wutao, un art d'éveil à soi dans la calligraphie du geste

Imprégné de philosophie taoïste, le Wutao est le premier art énergétique né en Occident. Il puise ses racines dans les pratiques traditionnelles asiatiques et y ajoute une réflexion chorégraphique. Je suis instructrice de Wutao depuis 2015 et j'aime profondément les bienfaits de cet art contemporain d'éveil à soi ! Pratiquer le Wutao, c'est éveiller l'âme du corps.

Qu'est-ce que c'est ?

Le Wutao fait partie de la grande famille des pratiques douces, qui mêlent discipline sportive et relaxation, travail de respiration et de concentration dans le but de nous faire arriver à un bien-être intégral : corps, âme, esprit.

La pratique du Wutao est basée sur la prise de conscience du mouvement ondulatoire primordial de la colonne vertébrale. Le Wutao est l'art corporel d'éveil à soi par excellence. Il permet aussi l'éveil sensoriel et d'habiter chaque cellule de notre corps. Attention : si sa pratique est libératrice, le Wutao est un art exigeant, précis, stylisé. L'écoute interne du mouvement vital est un processus lent et profond. La circulation de l'onde, la calligraphie du geste, le lâcher du coccyx-sacrum et le plancher pubo-pelvien sont autant de composantes à maîtriser progressivement avant de se laisser emporter par le souffle de vie et trouver le juste « état d'être ».

Le Wutao se définit comme une écologie corporelle, c'est-à-dire qu'il regroupe un travail sur le corps qui est tout à la fois physique, émotionnel, mental, spirituel et énergétique. Il mêle calligraphie du geste, travail sur la respiration et sur le ressenti. À travers une gestuelle chorégraphiée, il invite à renouer avec soi-même pour relancer notre énergie interne. Le Wutao va aller défroisser, débloquer des zones qui ont été bloquées par notre histoire de vie. Il permet de renouer avec l'intelligence du corps pour mieux l'habiter et de goûter au sentiment du geste. Les voûtes et arcs *yin* et *yang* sont travaillés dans une harmonie où la justesse du mouvement est une quête de chaque instant. En ce sens, le Wutao favorise la pleine conscience. Le Wutao se pratique debout, assis, au sol en stretch ou postural.

D'où vient-il ?

Le Wutao est une discipline fondée par un couple : Imanou Risselard et Pol Charoy en l'an 2000. Arts martiaux chinois, théâtre du mouvement, yoga, danse, travaux Reichiens, *rebirth*, art de la trans-analyse… les inspirations ont été multiples. À l'origine, cet art est né de la rencontre des fondateurs qui ont métissé leurs arts respectifs. L'idée était de partir de ces pratiques pour créer une discipline occidentale, avec des concepts qui parlent directement. Ainsi pour les douze mouvements de base du Wutao on retrouve des noms comme : repousser les montagnes, se laisser glisser au fond de l'eau, l'ouverture du cœur, déployer les ailes des anges, offrir l'énergie de la Terre au Ciel, offrir l'énergie du Ciel à la Terre, décrocher la lune, l'envolée du cœur, décocher la flèche, la tour de cristal, l'alchimie de l'eau et du feu, l'envol de la sphère. C'est beau n'est-ce pas ? Ça vous donne envie ? Foncez !

Pourquoi j'en raffole ?

On ressort essorée, vidée, d'une séance de Wutao, avec l'impression d'avoir fait un grand ménage intérieur, mais aussi pleine d'énergie et forte d'un mental optimiste. Le travail sur soi est énorme mais tout se fait en douceur et avec joie. On apprend à mieux se connaître intérieurement. C'est très puissant ! Comme l'enfant apprend à marcher, à parler, l'adulte apprend avec le Wutao à éveiller l'âme du corps, c'est la suite d'un processus évolutionnaire sans fin.

Comment je me lance ?

Le Wutao est né à Paris mais se développe dans toute la France. Sur le site www.wutao.fr, site des fondateurs de la discipline, vous trouverez toutes les informations sur les stages, les formations afin de pratiquer le Wutao dans un centre proche de chez vous.

Le must : un stage d'été aux Arcs où la pratique se fait à 2 000 m d'altitude entre ciel et terre ! À découvrir aussi le Centre d'Arts et d'Écologie corporelle à Paris où de nombreux stages et cours de Wutao sont dispensés.

Je fais le point sur ma Happy Détox

Pour faire le point sur votre Happy Détox, complétez le tableau ci-contre avec des smileys : smiley ☺ quand vous faites déjà cet item ou 😐 quand vous le faites un peu, et smiley ☹ quand vous ne le faites pas du tout.

L'idéal est de découper ce tableau et de le coller avec un joli *masking tape* dans votre cuisine, cela sera une bonne occasion de faire votre douce (r)évolution avec vos proches.

MES HAPPY TRUCS À RETENIR

Les trucs clés de la Happy Détox	Je ne fais pas -- ☹	Je fais 😐	Je fais ++ ☺
Comprendre son rapport émotionnel à l'alimentation, indispensable pour changer			
Maintenir un très bon rapport acido-basique			
Manger bio, de saison et si possible local			
Boire une eau de qualité, par petites quantités et entre les repas			
Foncer sur les tisanes, alliées détox & santé (créer un bar à tisanes !)			
Tester le Miam-ô-Fruit (au moins une fois, une semaine à l'essai pendant des vacances par exemple).			
Essayer le bain dérivatif, c'est l'adopter !			
Pratiquer la marche ou la course à pied, il faut se bouger et se reconnecter à la nature, c'est essentiel !			
Jeûner raisonnablement mais régulièrement, au moins à chaque changement de saison et pratiquer la mono-diète !			
Méditer 2 minutes, 5 minutes, 20 minutes, 1 heure à son rythme et sans pression			
Pratiquer une discipline de bien-être : Wutao, Yoga, Pilates, Taï-Chi, Gym douce, Qi Gong...			

Partie 2

LES TRUCS BOF QUE J'ÉVITE AU QUOTIDIEN... SANS DEVENIR PSYCHORIGIDE !

Je ne vais pas vous faire peur car je n'aime pas agiter la peur du gendarme, mais quand même il y a des trucs qui sont franchement nocifs et qu'il vaut mieux réduire ou éviter le plus possible. À vous de faire le tri et de garder en conscience ce qui est une pratique raisonnable pour vous. Changez progressivement mais sûrement. *Chi va piano va sano*. Cette expression signifie qu'il vaut mieux partir lentement et arriver au but, plutôt que de partir trop vite et d'échouer. Qu'en pensez-vous ? Faites le point sur vos pratiques en découpant le tableau de la page 81. Une manière ludique d'évoluer en famille, seul ou avec son conjoint ! Profitez d'un changement de saison pour poser une journée « consciente » où vous allez mettre en place les changements nécessaires. Cette journée Happy Détox vous rajeunira l'esprit, c'est garanti.

Pourquoi j'évite le gluten

Un régime sans gluten ou *gluten-free* ou *no glue* ? Ce n'est pas du snobisme, ni un effet de mode. Avec le régime sans gluten, c'est notre organisme qui apprécie de s'alléger.

Le gluten, qu'est-ce que c'est ?

Le mot gluten vient du latin *glu*, qui signifie « colle », d'où le sentiment que j'ai souvent d'être engluée après avoir consommé du gluten. Le gluten m'endort, me rend irritable, avec peu d'énergie. Le gluten est une protéine que l'on retrouve dans de nombreuses céréales, comme le blé, le seigle, l'avoine, l'orge, le kamut et l'épeautre. C'est un élément indispensable pour panifier une farine, c'est-à-dire faire en sorte qu'elle lève : il sert de liant, de gonflant. C'est parce qu'il y a du gluten dans la farine de blé que la pâte lève et que les boulangers obtiennent une bonne baguette bien gonflée. Essayez de faire la même chose avec de la farine de riz... Impossible ! Normal, le riz ne contient pas de gluten. C'est pourquoi les industriels en mettent partout. Et le gluten se cache derrière les étiquettes sans qu'on puisse toujours le repérer.

Pourquoi je l'évite ?

Le blé a été profondément modifié au xxe siècle, la qualité du gluten a donc aussi évolué. Il apparaît aujourd'hui comme une entrave à la digestion. Le blé moderne est trafiqué et contient beaucoup plus de chromosomes qu'autrefois et est donc bien plus complexe à digérer pour nos organismes. Certes, les réactions face au gluten varient selon les personnes. Mais réduire sa consommation ne peut que soulager votre organisme, en particulier l'intestin grêle qui est le premier concerné par les effets du gluten. C'est donc pour préserver mon intestin, mon confort digestif et mon énergie que je suis convaincue de l'intérêt d'un régime sans gluten ou *gluten-light*, c'est-à-dire avec peu de gluten, sans forcément le supprimer à 100 % !

Attention car certaines personnes ont la maladie cœliaque, c'est-à-dire qu'elles sont intolérantes au gluten et non pas juste sensibles comme mes filles et moi. La maladie cœliaque est difficile à détecter et doit être diagnostiquée par un professionnel compétent qui fera pratiquer des tests sanguins. L'intolérance au gluten entraîne une réaction immunitaire anormale, elle a donc comme conséquence de provoquer une maladie auto-immune dont les symptômes peuvent être très variables.

Comment je me débrouille sans gluten au quotidien...

Il y a quelques années encore les personnes intolérantes au gluten étaient incomprises et trouvaient difficilement des alternatives. Désormais, le gluten est connu et son intolérance acceptée. Aux États-Unis, presque tous les restaurants de la côte Est et Ouest affichent *Gluten-free* sur les menus (facile de se repérer !). En France, ça vient. Suivre un régime sans gluten ou faible en gluten sans y être intolérant est de plus en plus répandu. Résultat, les alternatives se trouvent de plus en plus facilement dans les grandes surfaces et magasins spécialisés. Et surtout, l'information est plus claire : il n'est pas rare de trouver sur les conditionnements la mention « sans gluten ».

Côté cuisine, pas question de se morfondre en épinglant sur le frigo la liste interminable des aliments interdits. Prenez la vie du bon côté : un régime sans gluten, c'est une porte ouverte sur la diversité. Préférez donc penser à toutes les découvertes qui vous attendent : nouvelles farines sans gluten (riz, maïs, sarrasin, coco, manioc, châtaigne, noisette, lupin, millet, chanvre, pépins de raisin...), nouveaux ingrédients (arrow-root, quinoa, soja, millet, pois chiche...). Vive les nouvelles saveurs !

En fait on s'aperçoit vite qu'on peut facilement tout remplacer : le pain par des tartines de pain des fleurs (à la farine de sarrasin) ou équivalent, les gâteaux maison seront faits avec de la farine de riz (ou un mix riz-châtaigne ou riz-maïs ou riz-quinoa ou riz-sarrasin). Pour les céréales, nous aimons beaucoup le quinoa, le millet, le sarrasin, le riz, le maïs, sans parler de la richesse des légumineuses : lentilles, pois chiches, pois cassés, haricots rouges azukis.

J'ai vu de nombreuses femmes revivre suite à l'arrêt ou la réduction importante du gluten : plus de ballonnements, de douleurs abdominales, de migraines, perte de poids importante, meilleur sommeil, qualité de la peau améliorée, etc.

Pourquoi j'évite les protéines animales...

Omnivore certes, mais flexitarienne !

Les protéines, qu'est-ce que c'est ?

Les protéines sont avec les glucides et les lipides l'un des trois éléments clés de notre alimentation. Indispensables à l'organisme, elles participent au renouvellement de nos cellules, c'est-à-dire à la croissance et à « l'entretien » de notre corps. Elles jouent aussi un rôle central dans les processus internes : digestion, réponses immunitaires, hormones...

Notre alimentation permet à l'organisme de trouver les acides aminés essentiels (c'est-à-dire qu'il ne produit pas lui-même) à travers les protéines animales et végétales des aliments que nous mangeons.

Pourquoi j'évite les protéines animales ?

Il est recommandé d'absorber (et encore, c'est beaucoup trop) 50 % de protéines animales et 50 % de protéines végétales. Mais la réalité montre qu'en Occident, la part des protéines dépasse allègrement l'équilibre : le rapport avoisine trois quarts/un quart ! Ce déséquilibre se répercute sur notre santé. En effet, les protéines animales n'apportent pas seulement des protéines, mais aussi des lipides (donc de la graisse) et du cholestérol. Les protéines animales consommées en trop grande quantité sont un important facteur de risque pour l'obésité et les maladies cardio-vasculaires.

Les effets négatifs sur notre santé commencent bien avant que nous avalions un morceau de viande. C'est toute la chaîne de production que l'on peut pointer du doigt car l'élevage a un impact énorme sur l'environnement : pollution des rivières et des nappes phréatiques, dégradation des terres, consommation importante d'eau... On peut également s'inquiéter de la qualité de la viande lorsque l'on s'informe sur les conditions d'élevage industriel : consommation d'antibiotiques, nettoyage des viandes au chlore, animaux souvent à l'agonie sans espace, séparés de leurs bébés... Un mélange peu ragoûtant et carrément dangereux ! L'impact pour la planète est aussi effrayant. Pour produire un steak haché, il faut 2 400 l d'eau (*water footprint*) sans parler des céréales qu'il faut cultiver et qui épuisent les sols[1].

Adieu veau, vache, cochon, couvée ?

Supprimer les protéines animales implique non seulement de retirer la viande des assiettes, mais aussi tout ce qui provient des animaux : laitages, œufs... C'est le régime végétalien, qui est assez radical. On peut déjà estimer que retirer la viande et le poisson, donc devenir végétarien, est un bon compromis. Mais un monde sans viande n'est pas évident pour tout le monde. Personnellement, j'ai opté pour le flexitarisme.

Le principe est simple : on se base sur un régime végétarien et on ne s'autorise qu'occasionnellement de la viande. Un régime fléxitarien comprend 80 % de protéines végétales et 20 % de protéines animales. Le rapport est totalement inversé par rapport à l'alimentation actuelle !

Quand je choisis d'intégrer des protéines animales dans mon assiette, je préfère la volaille et les poissons à la viande rouge (que je ne mange presque plus). Et surtout, je m'assure de leur provenance en privilégiant les produits bio (plus de traçabilité, garantie d'alimentation saine de l'animal et de traitements vétérinaires naturels). Pour compléter ce choix, j'ai décidé de ne plus consommer de viande de bébé animal : veau, agneau, lapereau, chevreau, cochon de lait... car je veux respecter la croissance de l'animal et son bien-être. J'aspire à être un jour végétarienne. Certains disent : ne mange que des animaux que tu pourrais tuer toi-même. En dehors probablement d'une situation de survie, il est évident que je suis incapable de tuer un animal moi-même. Et donc, parce

1 Pour en savoir plus : www.reporterre.net/L-empreinte-eau-le-nouvel

que ce n'est pas moi qui tue l'animal, je peux le manger ? Franchement je ne suis pas à l'aise avec ma conscience et je comprends à 100 % le choix des végétariens. Il me reste à cheminer.

Mes deux conseils principaux :

- réduisez drastiquement cette maladive habitude carnivore dans vos assiettes ;
- testez le restaurant végétarien, c'est tellement délicieux et digeste que vos papilles vont vous le réclamer !

Pourquoi j'évite les desserts

Un repas qui ne finit pas sur une note sucrée ? J'ai pris cette habitude à la maison pour me sentir mieux pour le reste de la journée !

Pourquoi j'ai pris cette habitude ?

Se passer de dessert est une habitude que j'ai prise (autant que possible !) pour une double raison : d'une part pour réduire un apport en sucre supplémentaire pour notre métabolisme qui supporte déjà l'agression d'une alimentation trop sucrée, et d'autre part pour le confort digestif.

Pour une gourmande, se passer de dessert peut paraître inconcevable. Et pourtant, c'est bien une habitude qui s'acquiert avec la pratique. L'intérêt ? Un plus grand confort digestif. En effet, les desserts sont par définition riches en glucides, qui nécessitent un effort particulier de la part de l'organisme pour être digérés. Lorsque l'organisme doit faire face à une arrivée massive d'aliments, les sucres ont tendance à rester dans le tube digestif (estomac, intestins...), où ils commencent rapidement à fermenter.

Qu'est-ce que je fais au quotidien ?

Abandonner définitivement les pâtisseries, viennoiseries et les desserts industriels n'est finalement pas si difficile. La motivation est redoublée par ma conscience de leur composition : sel, sucre, gluten, colorants, additifs… Un cocktail dont je me passe bien ! Tu parles d'un dessert…

Je garde bien sûr les fruits, pour tous leurs bienfaits mais pas en dessert ! Le mieux est de consommer les fruits avec votre Miam-Ô-fruit du matin (voir p. 39) car ils sont idéalement digérés par l'organisme. Mais il peut m'arriver de préférer les consommer au goûter. Ils deviennent alors le centre de ma pause gourmande. Ils m'apportent de l'énergie grâce aux sucres rapides qu'ils contiennent et je les digère alors plus facilement.

Parfois je prends deux carrés de chocolat après le repas ou il m'arrive de prendre une compote. Mais évitez le réflexe laitages en dessert ou tout au moins limitez-le et dans ce cas optez pour un yaourt au lait de brebis type K-Philus.

Pourquoi j'évite les laitages

Envie de calcium ? Le lait est loin d'être la seule source à disposition et ce n'est pas forcément la plus saine !

Le lait et les laitages, une source de calcium…

Le lait de vache est connu de tous et consommé dès le plus jeune âge. On nous assure que c'est une formidable source de calcium et qu'en consommer à tous les repas renforce nos os… Certes, le lait contient 125 mg de calcium pour 100 g, mais ce calcium est difficilement absorbable par l'organisme. De plus, une large majorité de l'humanité ne le digère pas. Il en va ainsi notamment des Asiatiques, dont l'alimentation est totalement exempte de lait : une fois sevré, l'Asiatique n'en consomme plus jamais ! Chez tous les humains, dès 4-5 ans, l'organisme diminue sa fabrication de lactase, une enzyme indispensable à l'assimilation du lactose. À l'âge adulte, la plupart d'entre nous ne sont donc plus capables de le digérer. Les Européens sont une exception, et celle-ci varie beaucoup entre le sud de l'Europe et le nord (il y a davantage d'intolérants au lactose au sud). En France, on estime que près d'une personne sur deux est intolérante au lactose, mais une grande partie n'en est pas consciente.

... qui est pointée du doigt...

Le lait de vache est accusé de tous les maux : on le déclare à l'origine de cancers, d'allergies, d'obésité, d'otites, d'acné... Mais une chose est sûre : sa qualité dépend grandement de la vache qui l'a produit. Or on sait que l'agro-industrie bourre les vaches d'antibiotiques (si ce n'est pire). Donc, si vous prenez du lait de vache, choisissez du lait bio !

Et puis franchement, pourquoi consommer du lait de vache ? Quand on y pense, elle le produit pour nourrir son petit, le veau... qui n'a pas grand-chose en commun avec un petit humain : il pèse 45 kg à la naissance, doit tenir très vite sur ses pattes, grandir vite (il triple facilement son poids en six mois) sans beaucoup développer son cerveau et dispose de quatre estomacs pour digérer ce qu'il boit ! De plus, chaque mammifère produit le lait qui correspond à son espèce. Voir un chat téter une baleine serait étrange, non ? Ou un cochon téter une chèvre ? Blague à part, le lait de vache est le lait du veau, ne l'oublions jamais. Le lait de vache peut être consommé mais en quantité limitée et de qualité, c'est-à-dire bio. Pour ma part j'achète de temps en temps du lait micro-filtré, ainsi il garde ses propriétés et une plus grande digestibilité. Fuyez les laits stérilisés, pasteurisés ou UHT et si vous ne pouvez vous passer d'un nuage de lait, achetez le lait « ultra-pur » (micro-filtré) comme le disent les Canadiens.

… et qui n'est pas unique !

Il est indéniable que notre organisme a besoin de calcium. Mais il est archi-faux de considérer le lait de vache comme la seule source disponible ! Il existe d'autres laits d'origine animale plus digestes si vous aimez les laitages et ne pouvez vous en passer. Le lait de chèvre est ainsi plus proche du lait maternel. Il est plus riche en minéraux, vitamines et oligo-éléments que le lait de vache et provoque moins de réactions allergiques car il comprend beaucoup moins de lactose. Le lait de brebis est aussi intéressant car il est très riche en minéraux, mais il est plus gras ! Le lait de jument peut être une alternative, très proche du lait maternel. Il est riche en vitamines essentielles, oligoéléments et minéraux. Il participe à l'équilibre de la flore intestinale et est très digeste. Mais il est très cher.

Quelle que soit la solution adoptée, je ne dépasse pas trois laitages par semaine (ce qui inclut lait, yaourt et fromage), en préférant le lait de petits animaux (chèvre, brebis…). Mon geste radical, sur lequel je n'ai aucun doute : j'ai banni toute consommation de lait non bio.

Et quand je veux me passer de lait animal ?

Je trouve du calcium dans les légumes, comme les brocolis ou le chou et les fruits secs, notamment les amandes. Le calcium végétal est d'ailleurs mieux assimilable par l'organisme. J'utilise également les « laits » végétaux : noisette, amande, coco, riz, avoine… Une vraie découverte pour les papilles, car ces boissons (qui ne sont pas des laits) ont un goût unique et à chaque fois différent. De plus, ils sont très digestes et la plupart ne contiennent pas de gluten !

En cuisine, cela m'oblige à adapter mes recettes en conséquence, mais même les plus gourmands n'y trouvent rien à redire. Et il existe de plus en plus de recettes qui sont dès l'origine à base de « laits » végétaux. Pour la cuisine de tous les jours, j'aime le lait de riz et d'amande. Je ne suis pas une grande fan du lait de soja car j'ai un doute sur ses effets *hormones-like* en grande quantité (perturbateur du système hormonal). Je consomme le soja de préférence comme les Asiatiques : fermenté.

Pourquoi j'évite le sucre blanc

Gourmande, certes, mais pas prête à me faire du mal ! J'ai donc totalement banni le sucre blanc de mes placards depuis quinze ans. Zéro sucre blanc !

Le sucre blanc, qu'est-ce que c'est ?

Le sucre blanc est le sucre en poudre conventionnel, que l'on trouve au supermarché. C'est un sucre raffiné, il est composé presque uniquement de saccharose (mélange de fructose et de glucose). C'est un aliment qui n'est absolument pas naturel. Il a été obtenu par un processus aux multiples étapes qui incluent entre autres : pressage et broyage des plantes de betteraves, mélange à du lait de chaux, enrichissement au dioxyde de carbone, filtrage, chauffage, décoloration...

Le résultat est un produit raffiné qui ne comprend plus de fibres, de minéraux, de vitamines, ni de micronutriments. Il peut donc passer très rapidement dans le sang (d'où l'effet coup de fouet d'une alimentation sucrée) mais ne nous apporte pas ce dont nous avons réellement besoin, c'est-à-dire vitamines et minéraux.

Sucre français, spécial locavores ?

Hip, hip, hip... hourra ? La France est le deuxième producteur mondial de sucre de betterave. Merci Napoléon ! Vous vous demandez ce que vient faire l'Empereur dans l'affaire ? C'est très simple : entre Napoléon et les Anglais, il y a de l'eau dans le gaz... À coup de blocus contre blocus, le continent se retrouve à sec de sucre. Les Caraïbes exportaient alors leur sucre de canne vers l'Europe, mais entre le blocus anglais et l'interdiction de faire du commerce avec les Anglais (ils dominaient alors une partie des Caraïbes), les Européens n'ont plus de quoi adoucir leurs plats.

Napoléon décide alors de tout miser sur le sucre extrait de la betterave, légume qui pousse très bien dans l'Hexagone… Et ça marche ! Encore aujourd'hui, l'industrie sucrière en France est un secteur qui cartonne. Donc, on pourrait penser que manger du sucre blanc, c'est consommer local. Mais…

Pourquoi je l'évite ?

Notre organisme a besoin de sucre, mais pas de sucre blanc et de toute façon de peu de sucre en général quelle que soit sa couleur ! Par « sucre », il faut entendre « glucose », dont on peut trouver des sources très variées et bien plus saines que le sucre blanc. Mais comme la confusion est facile et puisqu'elle arrange les industriels, on sucre à tour de bras. D'où les maladies qui minent les pays industrialisés : diabète, obésité, maladies cardio-vasculaires… Il est aussi soupçonné d'affaiblir le système immunitaire de façon plus globale, notamment en agressant le système digestif.

De plus, un apport de sucre blanc (direct ou indirect, le sucre est omniprésent dans l'alimentation, même à notre insu) entraîne une hyperglycémie rapide qui use l'organisme et est suivie d'une hypoglycémie… qui appelle du sucre ! Le cercle est vicieux. David Servan-Schreiber faisait cette révélation choc lors du lancement à l'université de Laval de son livre *Anticancer* (voir bibliographie p. 177) : « Le sucre est un aliment pro-inflammatoire ultra-nocif ». C'est dit.

Comment je fais au quotidien ?

Je cuisine maison au maximum car l'alimentation industrielle est bourrée de sucre qui sert de conservateur et relève les goûts. Et dans ma cuisine, le sucre blanc est totalement banni. Je lui préfère le sucre de canne complet bio ou intégral (rapadura) qui contient des micronutriments, des vitamines et même un peu de fibres et des minéraux.

J'ai également dans mes placards toutes sortes d'alternatives possibles : sucre de coco, miel, sirop d'agave, sirop d'érable... Ces produits au pouvoir sucrant parfois surprenant ont envahi les étales des supermarchés. Vérifiez les étiquettes : tous ne sont pas bio, loin de là ! De plus, ils ne sont pas neutres car cela reste du sucre souvent raffiné et il convient de les consommer avec modération. La stévia est controversée : longtemps interdite en France, sa consommation est autorisée depuis 2009 uniquement sous forme d'édulcorant. Concernant les autres alternatives, vérifiez bien leur indice glycémique : le sirop d'érable et d'agave ont un fort indice glycémique. Si vous ne pouvez vous passer du goût sucré, essayez les dattes et les raisins secs, c'est délicieux.

Il n'est pas question de se sevrer d'un coup. La désintoxication prend un peu de temps, mais est très bénéfique sur le long terme. Cela peut commencer par des gestes simples, par exemple : ne plus sucrer votre boisson chaude du matin (ou celle de 11 heures, ou celle du déjeuner...). Il faut laisser à nos papilles le temps de s'habituer au goût « sans sucre », que vous ne tarderez pas à apprécier à sa juste valeur !

Pourquoi j'évite la nourriture industrielle

Trois filles et deux jobs passionnants mais prenant, je pourrais être tentée par les petits plats tout faits... Mais non ! Ce n'est pas ma Happy Détox.

La nourriture industrielle, c'est quoi ?

Plats préparés, surgelés, sauces, biscuits... Toute l'alimentation transformée et complexe entre dans la définition de la nourriture industrielle. Elle se base sur des produits agricoles simples tirés d'une agriculture intensive, comme le blé ou les légumes et les animaux, mais induit un tel processus de transformation des produits, que leur intérêt nutritionnel et gustatif réel est considérablement amoindri. En plus cette alimentation industrielle est subventionnée à grand renfort par la PAC et par un marketing délirant qui nous fait croire que cette alimentation va nous permettre de rester en bonne santé.

Pourquoi je l'évite ?

Colorants, conservateurs, exhausteurs de goût, gélifiants, sucre, sel, mais aussi nanoparticules, silicate d'aluminium alimentaire, dioxyde de titane... Cachés derrière des chiffres et des lettres (E559, E171...), les additifs semblent moins réels. Une étiquette de produit industriel est illisible, mais sa traduction peut faire peur ! Le doute plane sur la toxicité de certains additifs, qui ne sont cependant pas retirés à titre préventif. On s'empoisonne donc à feu doux.

De plus, bien qu'ayant l'impression de manger varié, des insuffisances nutritionnelles sont possibles puisque les aliments consommés sont raffinés et donc pauvres en nutriments. On a donc un régime déséquilibré, qui de surcroît apporte de nombreuses toxines à l'organisme.

Enfin, avec des oranges en été et des fraises en hiver, et en demandant à la terre de fournir des quantités toujours plus importantes, l'industrie agroalimentaire cherche peut-être à répondre à une demande, mais participe surtout au dérèglement de la nature. Engrais et pesticides polluent en amont et peuvent aussi se retrouver dans nos assiettes. Sans parler de l'alimentation des cantines qui sous couvert de menus équilibrés sert de la malbouffe au quotidien à des millions d'enfants en France. Heureusement des villes pionnières comme Lons-le-Saunier, Saint-Étienne ou Mouans-Sartoux, chefs de file d'une alimentation saine, locale, bio et de saison montrent la voie au reste des cantines de France.

Comment je m'y prends au quotidien ?

J'essaie au maximum de cuisiner maison, à partir d'aliments frais, locaux et bio. Il faut s'organiser, mais ce n'est pas forcément plus contraignant que de dépendre de l'industrie agroalimentaire. L'essentiel est d'avoir ses repères pour les courses et dans la cuisine.

LES RÈGLES D'OR DE LA HAPPY DÉTOX

- Cuisiner des choses simples.
- Faire ses menus en avance.
- Préparer de plus grandes quantités à congeler.
- Acheter frais au marché et congeler des légumes frais prédécoupés.
- Trouver des légumes bio au rayon surgelé (comme Picard©), ou dans les magasins bio.
- Faire des plats uniques végétariens le soir avec une association céréale-légumineuse (par exemple : riz-lentilles).
- Choisir des restaurants dont la cuisine est faite sur place (fait maison) ou mieux bio et/ou végétarien et/ou sans gluten, sans lactose.

Pourquoi j'ai banni le four à micro-ondes

Plus de 70 % des ménages français ont un four à micro-ondes dans leur cuisine... Autant dire que cet objet est devenu un incontournable. Cependant, je n'en ai pas dans ma cuisine et je m'en passe très bien ! Et pourtant je dois cuisiner tous les matins les *lunch-box* du midi pour mes trois filles !

Le four à micro-ondes, un objet controversé

Le four à micro-ondes est l'objet de grandes controverses, entre les tenants d'un mode de cuisson rapide et sans risque et ceux qui affirment au contraire qu'il est très dangereux de l'utiliser. Qui a raison ? La polémique fait rage et les études se contredisent.

J'ai envie de dire que, dans le doute, mieux vaut s'abstenir ! De manière générale, chauffer les aliments les dénature. Dans ce sens, la cuisson au four à micro-ondes ne fait pas exception. Quoi de moins naturel qu'une cuisson rapide et violente dans laquelle les molécules sont secouées à des fréquences extrêmement élevées ? L'agitation provoque le réchauffement des aliments, mais modifie leur structure moléculaire. De plus, le four à micro-ondes ne permet pas une cuisson homogène des aliments, les bactéries ne sont donc pas éliminées dans leur totalité, ce qui pourrait nous rendre malades. Et surtout le micro-ondes pousse à acheter des plats industriels tout préparés juste bons à faire réchauffer. Pratique peut-être mais super mauvais pour la santé. Moi je dis bof, bof !

Méfiez-vous des vieux fours à micro-ondes

Tant qu'il marche, pourquoi en changer ? Pourtant, un four à micro-ondes s'use. Au fil du temps, les joints sèchent et l'étanchéité du four peut finir par faire défaut. Dans ce cas, les ondes peuvent sortir pendant qu'il est en action. La nocivité des ondes du four à micro-ondes divise la communauté scientifique. Là encore, c'est à mon avis un argument contre le four à micro-ondes. Si vous continuez à utiliser un micro-ondes, le mieux que vous puissiez faire est de vous en éloigner pendant qu'il fonctionne et vous assurer qu'il est neuf et en bon état de marche. Voyez les tests du magazine *Que Choisir* à ce sujet[2].

2 Pour en savoir plus : www.quechoisir.org/equipement-de-la-maison/electromenager/gros-electromenager/dossier-four-a-micro-ondes

Pas de plastique !

Le danger du four à micro-ondes vient aussi des réflexes qui entourent notre mode de cuisine. Bien souvent, les aliments que l'on met dans le four à micro-ondes sont eux-mêmes dans un récipient en plastique. Or, en chauffant, certaines molécules vont être libérées et s'attacher aux aliments. Ces molécules sont souvent des perturbateurs endocriniens. Au pire, si vous utilisez un micro-ondes, faites réchauffer vos aliments dans un récipient en verre et supprimez définitivement (de toute façon) le plastique !

Plus de four à micro-ondes ?

S'il plaît pour sa rapidité de cuisson et sa facilité d'utilisation, le four à micro-ondes présente trop d'aspects potentiellement négatifs pour qu'il ait sa place dans ma cuisine. Je l'ai avantageusement remplacé par le cuit-vapeur, qui réchauffe les aliments en quelques minutes grâce à la vapeur douce. Le four à micro-ondes ne me manque pas du tout ! Alors, pour éviter de vous laisser tenter, je vous conseille tout simplement de le bannir.

Pourquoi j'ai banni les plastiques

Et si on enlevait le plastique de la cuisine ? Pas facile, mais tellement plus sain ! Dans le cas du plastique je ne l'évite pas, il n'existe tout simplement plus depuis des années dans ma cuisine.

De quoi parle-t-on ?

Le plastique est omniprésent dans les cuisines. Emballages, récipients… On n'y fait même plus attention. Et pourtant, ce n'est pas sans danger pour la santé. Nous l'avons découvert lorsque le bisphénol A, ce composant des plastiques industriels, a fait la une des journaux il y a quelques années. Interdit depuis 2013 dans la composition des contenants en plastique destinés à l'alimentation des enfants de moins de 3 ans, il est interdit dans tous les contenants alimentaires (bouteilles en plastique, canettes ou boîtes de conserve) depuis le 1er janvier 2015. Une bonne nouvelle, car le bisphénol A est un perturbateur endocrinien.

Mais supprimer le bisphénol A ne résout pas le problème. Il existe en effet sept catégories de plastiques, aux noms peu évocateurs : polytéréphtalate d'éthylène (PET), polychlorure de vinyle (PVC), polyéthylène basse densité (PEBD), polypropylène (PP), polystyrène (PS) et la catégorie « *other* ». Tous ces plastiques ne sont pas utilisés de la même façon en cuisine. Le PVC est très rare, le PET est à l'inverse très courant ; certains servent à conserver les aliments à la maison, d'autres sont les emballages de vente... Une chose est sûre, trop souvent, nos aliments sont en contact avec du plastique.

Que faire ?

En magasin, on évite au maximum l'achat de produits emballés dans du plastique. Privilégiez par exemple les achats en vrac.

Chez vous, faites du rangement : jetez (recyclez) tous les récipients en plastique et en particulier ceux qui vous semblent usés ou dégradés. Remplacez-les au fur et à mesure par des récipients en verre, en inox ou en porcelaine, qui sont des matériaux plus neutres. Une chose est sûre : on évite le contact entre le plastique et les aliments chauds. Sous l'effet de la chaleur, le plastique peut se dégrader et libérer des substances toxiques qui contaminent les aliments. De même, on ne réchauffe pas les aliments dans du plastique, même si sur l'étiquette, il est indiqué que c'est possible.

Pour le verre, optez pour la récup', c'est si facile de garder les grands bocaux de compote bio, de petits pois, etc. Pour ma part, lorsque j'achète des récipients en verre qui ont souvent un couvercle en plastique, je veille à ne pas trop les remplir pour que les aliments ne touchent pas le couvercle.

Pourquoi j'ai banni l'aluminium

Barquettes, casseroles, papier... Parce qu'il est très pratique, l'aluminium est bien présent dans les cuisines. Pourtant, de plus en plus de recherches démontrent son caractère nocif pour la santé.

L'aluminium, incontournable en cuisine ?

L'aluminium est un métal naturel, qui fait partie de notre environnement. D'ailleurs, la plupart des fruits et légumes que nous consommons en contiennent. Il n'apporte rien à l'organisme, qui le filtre et s'en libère en grande partie, mais nos modes de vie nous amènent à en consommer de plus en plus. En effet, son côté pratique a conquis les cuisines : très bon conducteur de chaleur, léger, il a su se rendre indispensable. De même, il supporte très bien les changements de température, c'est donc l'emballage alimentaire idéal pour congeler, griller, réchauffer ou conserver les aliments.

Molécules libres

Oui mais... en chauffant, l'aluminium libère des molécules qui migrent vers les aliments. Le processus est accéléré lorsque l'aluminium est en contact avec un élément corrosif, par exemple le jus de citron d'un poisson en papillote ou les tomates. Mieux vaut donc éviter de chauffer ou réchauffer des aliments dans des récipients en aluminium. De même, l'aluminium s'abîme avec le temps, évitez donc de consommer des aliments dans des emballages en aluminium (sodas par exemple) après la date limite d'utilisation optimale (DLUO).

Les risques

Reconnu comme un élément neurotoxique, l'aluminium est un facteur réel de trouble de l'organisme. Des études de l'université de Keele en Angleterre[3] ont montré qu'il avait un impact réel sur l'organisme, pouvant entraîner notamment des inflammations intestinales. La toxicité de l'aluminium dépend cependant de la façon dont il est ingéré et de l'acidité du milieu dans lequel il se trouve.

Depuis quelques années, on le soupçonne fortement d'être un facteur aggravant pouvant déclencher la maladie d'Alzheimer, maladie due à des lésions dans le cerveau[4].

Comment le remplacer ?

Pour la cuisson, préférez des casseroles en inox, matériau inerte qui ne pollue pas les aliments. Équipez-vous de cuillères en bois. Pour conserver les aliments, choisissez des récipients en porcelaine, en verre ou en inox. Si vous continuez à utiliser l'aluminium pour conserver des aliments, évitez de les verser encore chauds et sortez-les du plat en aluminium pour les réchauffer.

Évitez les plats préparés qui risquent de contenir du E173, la forme additive de l'aluminium. Quant aux papillotes, faites-les avec du papier sulfurisé, jamais avec de l'aluminium !

3 Pour en savoir plus : www.keele.ac.uk/aluminium/publications

4 Source : ASEF, http://www.asef-asso.fr/problematiques-emergentes/medicaments/1494-l-aluminium-ce-metal-qui-nous-empoisonne-la-synthese-de-l-asef

Je fais le point sur ma Happy Détox

Pour faire le point sur votre Happy Détox, complétez le tableau ci-contre avec des smileys : smiley ☺ quand vous n'utilisez ou ne consommez pas le truc bof ou 😐 quand vous consommez sans abuser, et smiley ☹ quand vous devez vous poser des questions.

Il est plus facile de supprimer certaines choses que d'autres. On est bien d'accord. Réduire le gluten et le sucre est plus difficile que de bannir l'aluminium ou les plastiques. Si toutes les cases sont sur le smiley « moyen », essayez de voir lesquelles vous pouvez le plus facilement faire évoluer vers le smiley « content » !

Découpez ce tableau et collez-le avec un joli *masking tape* dans votre cuisine, cela sera une bonne occasion de faire votre douce (r)évolution avec vos proches.

MES TRUCS BOF À RETENIR

Les trucs bof	Je ne consomme pas/je n'utilise pas ☺	Je consomme moyen/j'utilise moyen 😐	Je consomme beaucoup/j'utilise beaucoup ☹
Le gluten			
Les protéines animales			
Les desserts de toutes sortes			
Les laitages (de lait de vache surtout)			
Le sucre blanc (et le sucre tout court !)			
La nourriture industrielle (plats préparés, restaurants, cantines)			
Le four à micro-ondes			
Les plastiques (contenants)			
L'aluminium			

Partie 3

MES SUPER-ALIMENTS HAPPY DÉTOX

LE ROOIBOS
une aide précieuse à la digestion

« Cette plante qui pousse exclusivement en Afrique du Sud est surnommée thé rouge car c'est la couleur qu'elle dégage dans une infusion. J'aime sa douceur sans substances excitantes ! J'aime son petit goût gourmand et doux. Un must. »

Son histoire : Poussant sur les sols pauvres et acides des régions montagneuses au nord de la ville du Cap en Afrique du Sud, le rooibos est un arbuste dont on a découvert les formidables propriétés médicinales récemment. Cela fait plus de 300 ans que les populations locales le consomment et il est aujourd'hui encore bien ancré dans les habitudes des Sud-Africains. Son essor commercial date du début du XXe siècle, mais ce n'est que dans les années 1970 que l'on découvrit ses vertus médicinales et ses propriétés. Le rooibos est ainsi la seule source naturelle connue d'aspalathine (flavonoïde connu pour ses propriétés antioxydantes).

On fait le plein de... : Flavonoïdes, antioxydants, fluor, minéraux, zinc, manganèse.

C'est bon pour... : Soigner les troubles gastro-intestinaux, aider à la digestion, lutter contre les radicaux libres, prévenir les maladies dégénératives, améliorer l'état de la peau.

Le truc que j'aime : Contrairement au café et au thé, le rooibos ne contient pas de caféine. Il peut donc être consommé par toute la famille, y compris les enfants et les femmes enceintes.

À retenir : Le mot « rooibos » vient de l'afrikaans et signifie « buisson rougeâtre ».

À consommer : Chaud, froid ou même glacé ! L'infusion du rooibos doit être un peu longue (5 à 10 minutes), à 100 °C mais cela ne lui donne pas un goût amer. Elle se suffit à elle-même, les feuilles dégageant un bon goût de noisette.

Son prix moyen : 4,60 € les 100 g en magasin bio.

LA CHLORELLA
pour dépolluer l'organisme (la micro-algue d'eau douce)

« Petite mais ultra puissante ! Cette algue est l'alliée d'une dépollution efficace de l'organisme. Je la consomme presque toute l'année, c'est comme manger de la micro-algue tous les matins, ça me plaît. J'ai dû être dauphin dans une autre vie ! »

Son histoire : Microscopique, cette algue d'eau douce a été découverte par un biologiste néerlandais, Beijerinck, à la fin du XIXe siècle. On comprit très vite son intérêt nutritionnel mais il fallut attendre les années 1970 pour que des chercheurs japonais comprennent comment la rendre assimilable par l'organisme. Cette découverte, qui consiste à casser l'enveloppe de l'algue, permet de lancer la production de compléments alimentaires à base de chlorella. Dans l'archipel, la chlorella est couramment consommée et est même reconnue pour ses propriétés nutritionnelles par le gouvernement japonais. En France, elle est encore méconnue.

On fait le plein de... : Chlorophylle, vitamines, minéraux, oligoéléments, acides gras essentiels.

C'est bon pour... : Un livre entier ne suffirait pas à lister les effets positifs de la chlorella ! Le principal est cependant bien de désintoxiquer l'organisme des métaux lourds, pesticides et autres produits toxiques. Elle permet aussi d'accélérer la cicatrisation, lutter contre les odeurs corporelles, prévenir les cancers, protéger le foie, lutter contre l'herpès, modérer l'appétit, favoriser la digestion, lutter contre la constipation, entretenir la santé cardio-vasculaire, aider à la ménopause, rééquilibrer le système nerveux, participer à la régénération cellulaire...

Le truc que j'aime : La chlorella donne un coup de pouce lors de périodes de fatigue et stimule l'intestin. Pour moi, c'est un aliment santé idéal !

À retenir : Il n'existe pas de chlorella bio car cette algue, en tant que micro-algue d'eau douce, n'entre dans aucune catégorie d'aliments pour lesquels il existe un cahier des charges en bio au niveau européen. Cette situation va certainement évoluer dans les années à venir, car les Européens découvrent les vertus des micro-algues.

À consommer : En cure, idéalement de trois semaines, avec augmentation progressive du nombre de comprimés avalés jusqu'à arriver à la dose souhaitée, généralement évaluée à 3 g par jour. La chlorella existe en poudre ou en comprimés, je préfère la consommer en poudre. Dans ce cas, commencez la cure par un quart de cuillère à café et augmentez progressivement la dose.

Son prix moyen : 49 € les deux boîtes de 100 g sur echlorial.fr, la marque que je recommande.

LES AMANDES
saines et si gourmandes

« Si les amandes sont partout en cuisine et en cosmétique, c'est qu'elles sont pleines de vertus. Pour ne rien gâcher, elles ont bon goût ! J'en raffole et c'est peu dire, j'en mange au moins 5 ou 6 par jour. Une mine de bons nutriments dont le calcium ! »

Leur histoire : Les liens entre les hommes et les amandes sont très anciens, puisque les historiens les font remonter à un ou plusieurs millénaires avant Jésus-Christ. Originaire du Proche et Moyen-Orient, l'amande arrive tôt en Europe. Les Grecs la cultivent et la consomment les premiers. Lorsqu'elle arrive en Italie, les Romains la surnomment « noix grecque ». À partir du Moyen Âge, l'amande est connue, cultivée et consommée en France.

On fait le plein de... : Fibres, calcium, protéines, minéraux et vitamine E.

C'est bon pour... : Baisser le taux de cholestérol, faciliter le transit intestinal, réduire les brûlures d'estomac, améliorer sa santé cardio-vasculaire.

Le truc que j'aime : Les amandes se consomment aussi sous forme de lait végétal. Et c'est là une formidable nouvelle ! Très digeste, il peut remplacer le lait de vache aussi bien dans le bol de céréales du matin que dans les pâtisseries. Il ajoute un petit goût qui ravira les gourmandes.

À retenir : Contrairement à ce que l'on pourrait croire, l'amande ne fait pas forcément grossir. Une partie des lipides contenus dans les amandes traverse le système digestif sans être absorbée par l'organisme. Elles sont plus digestes trempées une nuit dans de l'eau pure avant de les consommer. Achetez vos amandes en vrac et en grande quantité, elles seront moins chères.

À consommer : Une poignée par jour (environ 30 g). Parce qu'elles sont riches en fibres, les amandes ont l'avantage d'avoir un effet coupe-faim. Elles sont donc idéales en cas de petite fringale !

Leur prix moyen : 7,25 € les 250 g d'amandes en magasin bio.

Ma happy recette

J'aime manger des amandes tous les jours à la pause de 11 heures ou au goûter. Assorties d'un carré de chocolat noir bio, c'est ma *healthy* pause gourmande ! J'aime aussi la purée d'amandes complètes (mieux) ou blanches à tartiner le matin sur du pain sans gluten ou des tartines comme le pain des fleurs. Une bonne alternative au beurre, savoureuse et saine.

L'ALGUE KLAMATH
l'incroyable plante du lac pour renouveler les cellules

« On connaissait l'intérêt nutritionnel des algues, mais celle-là bat tous les records ! C'est un aliment ultra-complet que je consomme au quotidien dans le green smoothie *du matin. Un trésor de la nature. »*

Son histoire : Le lac Klamath, perché à 1 300 m d'altitude dans l'Oregon, préservé de la pollution, renferme un petit trésor : l'algue Klamath. Découverte dans les années 1970, les scientifiques ont attendu le milieu des années 1990 pour multiplier les recherches sur ses qualités nutritionnelles. Ceux-ci n'ont pas tardé à faire parler d'eux et désormais l'algue Klamath est considérée comme un des aliments les plus complets au monde.

On fait le plein de... : Vitamines A, B, C, E, F, J et K, minéraux, oligoéléments, chlorophylle, antioxydants et oméga-3.

C'est bon pour... : Renforcer la santé osseuse, la coagulation sanguine et le système immunitaire, booster le métabolisme, détoxifier l'organisme, se revitaliser.

Le truc que j'aime : L'algue Klamath a aussi des vertus anti-stress, agit sur l'humeur et stimule la concentration et la mémoire. Elle contient des cellules souches qui favorisent le renouvellement de nos cellules. Un must.

À retenir : L'algue Klamath a de nombreux points communs avec la spiruline (riche en protéines, vitamines, antioxydants, minéraux et phyto-nutriments), mais elle a quelques plus non négligeables, en particulier la présence d'oméga-3, d'oligoéléments rares et de PEA (pour la bonne humeur). Je la préfère de loin à la spiruline. Mais c'est un feeling personnel. Je la prends à longueur d'année, c'est mon super-aliment[1] !

À consommer : L'algue Klamath existe sous forme de poudre, de gélule, de comprimé et de concentré liquide. La dose à prendre varie selon le conditionnement. À prendre le matin ou à midi, quotidiennement pendant des cures de trois mois. Pour ma part, je la mélange le matin avec le jus d'herbe de blé (voir p. 110) et la chlorella, à jeun dans un grand verre d'eau pure.

Son prix moyen : À partir de 20 € les 120 gélules, disponible dans les magasins spécialisés et sur Internet. J'aime celle d'Algotonic©.

1 Si vous avez des problèmes de tyroïde, consultez votre thérapeute avant de la consommer.

LES ALGUES
une saine protéine venue de la mer

« On recense plus de 20 000 espèces d'algues… Mais une cinquantaine seulement peut se déguster. Autant d'alliées santé qui gagnent à être connues ! Oui, j'aime les algues sous toutes leurs formes : micro ou macro ! »

Leur histoire : Peu ragoûtantes, les algues ? Attention, on n'est pas en train de parler des algues vertes qui polluent les plages bretonnes et sèchent au soleil en dégageant une odeur pestilentielle qui vous gâche l'arrivée sur la plage ! Non, les algues alimentaires sont un ensemble d'espèces d'algues, aux couleurs variées (vertes, rouges, bleues et brunes), qui peuvent être consommées par l'homme. Cela fait bien longtemps que les Asiatiques ont intégré à leur alimentation ces « légumes de la mer » aux formidables propriétés nutritionnelles. Il était temps que les Français s'y intéressent, et c'est chose faite : désormais, 24 algues alimentaires sont autorisées à la consommation dans l'Hexagone.

On fait le plein de… : Minéraux, fibres, oligo-éléments, vitamines et antioxydants.

C'est bon pour… : Faire le plein d'énergie. En plus, les algues étant riches en protéines, elles sont une très bonne alternative aux protéines animales. J'en raffole, je consomme des algues deux à trois fois par semaine !

Le truc que j'aime : Adopter les algues, c'est entrer dans un nouveau monde culinaire. Et pas question de se limiter aux makis ! Cuites ou crues, les algues s'invitent dans nos assiettes, aussi bien en entrée qu'en plat principal. Salades, tartares, omelettes, tartes, guacamoles, chips, mousses… Au cœur de la recette ou simplement mélangées aux autres ingrédients, les algues ne manqueront pas de surprendre et relever vos plats ! J'aime rajouter des algues en paillettes dans les salades mais surtout je raffole du tartare d'algue qu'on trouve en magasin bio ou à faire soi-même.

À retenir : Les algues les plus connues sont la laitue de mer, la dulse, le haricot de mer, le wakame, le kombu et la nori (la plus connue, car c'est celle que l'on utilise pour les makis). Il en existe d'autres, mais pour se lancer, c'est largement suffisant ! La texture des algues est incomparable. Quant au goût, il surprendra certainement vos papilles. Les algues alimentaires ont un goût plus ou moins corsé, n'hésitez pas à varier vos recettes en achetant de petites quantités pour découvrir quelle(s) saveur(s) vous plai(sen)t le plus !

À consommer : Riches en fibres et peu caloriques, les algues sont un formidable allié minceur. Vous pouvez en consommer régulièrement, elles sont nourrissantes et participent à une alimentation équilibrée.

Leur prix moyen : 4,39 € le sachet de paillettes de 50 g de dulse et 6,65 € le sachet de 25 g de plaques de nori pour makis en magasin bio.

LE PSYLLIUM BLOND
un transit multifonctions !

« Si on n'en parle qu'en tant que laxatif naturel, ce n'est peut-être pas très vendeur… Alors, ajoutons que l'on peut trouver de multiples usages à cette petite plante sans gluten ni lactose, à la texture de tapioca ou de graines de chia ! On tout cas, je suis fan d'en rajouter dans mes plats ou pour un effet coupe-faim avant un gros repas familial ! »

Son histoire : Le psyllium nous vient d'Inde, bien qu'il soit aussi cultivé en Iran et au Pakistan. Là-bas, il est depuis longtemps intégré à la cuisine car ses propriétés nutritionnelles sont des plus intéressantes. On le connaît assez mal en France, car il est mis à l'ombre par le psyllium noir, que l'on peut trouver en Provence. Mais le psyllium noir n'a pas du tout le même intérêt dans l'alimentation, au contraire ! Concentrons-nous donc sur cette petite plante que l'on appelle psyllium blond. Lors de vos achats, vérifiez bien le nom latin, le seul qui vaille : c'est *Plantago ovata*. Ce qui nous intéresse est le son des graines contenues à l'intérieur du fruit de la plante de psyllium. Ces graines sont si petites que l'on en compte plus de cinq cents par gramme !

On fait le plein de… : Le psyllium présente la particularité de ne pas être absorbé par l'homme, ce n'est donc pas un aliment ni un complément alimentaire. Mais cela ne l'empêche pas de jouer un rôle important dans l'organisme.

C'est bon pour… : Lutter contre la constipation et la diarrhée (c'est contradictoire, mais bien réel !), les problèmes d'intestins et de digestion en général, mais aussi l'hypercholestérolémie et les maladies cardio-vasculaires.

Le truc que j'aime : C'est un super épaississant 100 % naturel ! Il donne du moelleux aux pains et pâtisseries maison et peut servir de liant dans une cuisine sans gluten.

À retenir : Le psyllium peut aider les diabétiques à maîtriser leur apport en sucre, car il permet de réduire l'index glycémique d'un repas. Dans ce cas, attention toutefois à ne pas le consommer sans en parler à votre médecin.

À consommer : Pour des problèmes intestinaux, il est idéal d'en prendre 1 à 3 cuillerées à soupe diluées dans un verre d'eau ; pour un effet coupe-faim, 1 cuillerée à café avant et entre les repas ; pour enrichir un plat en fibres, 1 cuillerée à soupe dans une soupe, un müesli ou autre.

Son prix moyen : à partir de 10,20 € les 200 g de psyllium blond Ecoidées©, disponible sur Internet et dans les magasins spécialisés.

Ma recette de pain-cake nourrissant d'automne

Avis aux amateurs, cette recette est sans gluten !

- 150 g de purée de patate douce ;
- 200 g de farine de châtaigne ou noisette ;
- 5 œufs bio ;
- 200 ml d'eau ;
- 45 ml d'huile d'olive extra-vierge (environ 3 c. à s.) ;
- 4 cuillères à soupe de psyllium ;
- 1 sachet de poudre à lever bio ;
- 1 pincée de sel.

Mélangez tous les ingrédients et faites cuire au four 40 minutes à 160 °C.

LES BAIES
petits fruits pour grands effets dynamisants !

« Le point commun entre la myrtille, la canneberge et l'airelle ? Ce sont toutes des baies ! En vrai, la liste est encore plus longue… J'adore les baies, berries. *Elles sont pour moi comme des alliées super puissantes pour m'apporter vitamines et antioxydants, merci chères baies. »*

Leur histoire : Qui n'a pas appris à l'école que les hommes préhistoriques étaient des férus de cueillette avant de se lancer dans l'agriculture ? Eh bien, nos ancêtres avaient déjà tout compris de l'intérêt nutritionnel des baies (même si on peut soupçonner que ce n'était pas leur préoccupation première…) ! Bref, les baies et les hommes, c'est une longue histoire. La nouveauté, c'est qu'aujourd'hui on les met à l'honneur pour leurs multiples qualités et qu'on en trouve beaucoup plus facilement.

On fait le plein de… : Minéraux, vitamines et antioxydants, un vrai cocktail de super-énergie, stimulant et vitalisant !

C'est bon pour… : Une Happy Détox, la vitalité, le renforcement des défenses immunitaires et du métabolisme, le transit intestinal (les qualités varient selon les baies). Cela est particulièrement recommandé pour les sportifs pour lutter contre la fatigue et donner un coup de boost à l'organisme.

Le truc que j'aime : Les baies peuvent se présenter sous des formes très différentes : jus, sirop, coulis, poudre, gelée, fraîches, sèches… Il y a donc l'embarras du choix pour varier les plaisirs ! Parmi mes favorites, la canneberge (*cranberries*), la physalis, la mûre blanche (*mulberries*), la myrtille, la baie de goji, souvent présentée comme un fruit sec. Elles sont faciles à emporter et à manger ! On peut les rajouter au petit-déjeuner du matin ou les emporter partout avec soi, cela évite le creux de 11 heures et donc ensuite de se jeter sur un repas peu digeste ! On peut aussi aller en été les cueillir soi-même (je vous invite à découvrir les livres de mon amie Sylvie Hampikian sur la cueillette des baies, (voir bibliographie p. 177).

À retenir : Les baies, ce sont tous les fruits charnus à pépins. Si les plus connues sont les petites baies rouges en tous genres (cassis, açaï, groseille...), on range aussi dans cette catégorie les avocats, les tomates et les goyaves !

À consommer : Une poignée par jour, cela peut même servir de pause gourmande à 11 heures ou au goûter !

Leur prix moyen : Très variable selon la baie, à partir de 7,30 € les 125 g de baies de goji en magasin bio. J'aime le mix super-fruits biologiques de la marque Comptoirs&compagnies© et les baies de Priméal©.

LA CHICORÉE
une alliée, et pas qu'au petit-déjeuner !

« Vulgaire substitut au café ? Que nenni ! Alliée de la bonne digestion, la chicorée mérite des lettres de noblesse ! C'est une excellente alternative au café car elle ne contient pas de caféine, et achetée en magasin bio elle regorge de bienfaits. C'est peu dire que j'en suis dingue depuis quinze ans déjà. Ceux qui me connaissent bien entendent souvent : "je veux bien un Yannoh", comme d'autres diraient un café. C'est mon amie bonne digestion. »

Son histoire : À l'origine plante médicinale, la chicorée a commencé à être consommée lorsqu'on a compris comment lui donner bon goût (la simple décoction est très amère). Il fallait la torréfier ! Depuis cette découverte au XVIIe siècle, la chicorée a été utilisée comme substitut du café (remercions Napoléon pour ce nouvel usage : son blocus des navires anglais empêchait le ravitaillement en café de l'Europe continentale…). La France est désormais un grand producteur de chicorée, qui pousse très bien dans le Nord. Malgré le retour du café sur le continent, elle reste très appréciée pour son goût particulier, un peu caramélisé.

On fait le plein de… : Prébiotiques, minéraux, fibres, c'est une boisson désaltérante et très digeste.

C'est bon pour… : Équilibrer la flore intestinale, protéger le foie, faciliter la digestion.

Le truc que j'aime : Loin de se limiter à une boisson chaude le matin, la chicorée peut s'inviter dans des recettes maison : moelleux, sauces, crèmes et autres desserts… Miam ! J'en bois tous les jours et parfois même le soir. Je ne prends pas de chicorée seule mais un mélange qui contient aussi de l'orge, du seigle, du blé et des pois chiches torréfiés qui s'appelle le Yannoh de la marque Lima©. Mon petit plus : mettre un nuage de lait dedans : amande vanille, soja vanille et même parfois, j'avoue, un peu de lait de vache micro-filtré (voir p. 67) !

À retenir : De la racine à la poudre de chicorée, il y a cinq étapes : séchage, torréfaction, concassage, extraction et atomisation. Le tout est long et compliqué, il ne sert à rien d'espérer avoir sa chicorée maison !

À consommer : Comme la chicorée ne contient pas de caféine, on peut la consommer à tout moment de la journée ! Par contre, elle contient du gluten.

Son prix moyen : À partir de 5,28 € le sachet de 500 g en magasin bio.

Recette des brownies aux dattes et tahini aux raisins

Suivez la recette proposée par Lima© avec du Yannoh (mélange de chicorée et céréales torréfiées), sans cuisson, un délice !

Préparation : 20 minutes

Repos : 4 heures

Ingrédients :

- 200 g de dattes Medjoul ;
- 120 g de noix de pécan ou de cerneaux de noix ;
- 2 c. à s. de Sweet Tahini Raisins Lima© ;
- 2 c. à s. de sirop de riz Lima© ;
- 4 c. à s. de graines de chia, réduites en poudre ;
- 6 c. à s. de cacao en poudre ;
- 1 gousse de vanille, égrainée ;
- ¼ de c. à c. de sel marin Lima©.

Dénoyautez les dattes et hachez-les grossièrement. Réservez. Hachez les noix de pécan à l'aide du robot de cuisine. Ajoutez les dattes et réduisez en purée en actionnant le robot quelques secondes à la fois avec le tahini aux raisins, le sirop de riz, les graines de chia, le cacao, les graines de vanille et le sel marin jusqu'à ce qu'une boule de pâte commence à se former.

Tapissez de papier cuisson le fond et les parois d'un moule. Transvasez la pâte dans le récipient. Pressez-la pour avoir une épaisseur de 2 cm. Lissez le dessus à la spatule.

Réservez pendant minimum 4 heures au réfrigérateur ou 1 heure au congélateur.

Coupez en parts. Saupoudrez de Yannoh Instant Original.

LE CHOCOLAT CRU
la gourmandise bourrée d'antioxydants

« Le chocolat, c'est bon pour la santé. Mais... si on s'en faisait vraiment un allié ? Le chocolat cru déborde de qualités, stimulant et énergisant, avis aux gourmandes ! Il contient trois fois plus d'antioxydants que le chocolat noir conventionnel et deux à trois fois plus que le thé vert. Comme il est aussi plus nourrissant que le chocolat conventionnel, on en mange moins. »

Son histoire : Rapporté du Mexique par les Espagnols au XVIe siècle, le cacao fait depuis fureur en Europe. Nous sommes les plus gros consommateurs de chocolat au monde ! Mais savons-nous vraiment ce qu'est la saveur du cacao ? On la découvre enfin grâce au mouvement crudivore qui met à l'honneur le chocolat cru. Venu des États-Unis où il est connu depuis une quinzaine d'années, le chocolat cru est encore confidentiel en France. Pour combien de temps ?

On fait le plein de... : Antioxydants, magnésium (en quantité importante), fer, protéines, fibres, minéraux, oligo-éléments. Le cacao cru contient de la théobromine qui aide à brûler les graisses.

C'est bon pour... : Le moral car il favorise l'optimisme et l'euphorie ! Mais aussi pour la santé, il influence notamment le taux de cholestérol grâce aux antioxydants et les flavonoïdes protégeraient des maladies cardio-vasculaires.

Le truc que j'aime : Le goût, corsé : ce n'est pas celui du chocolat, mais bien celui de la fève de cacao. Il faut s'habituer avant de devenir fan !

À retenir : Le chocolat cru, c'est un chocolat non torréfié qui a été obtenu sans qu'à aucun moment de la transformation (broyage, fermentation, conchage, tempérage) sa température ne dépasse 46°. Ce procédé garde tous les nutriments de la fève de cacao.

À consommer : À tout moment dans la journée, mais pas le soir car le chocolat cru contient des molécules stimulantes comme la théobromine en grande quantité. Il m'empêche de dormir !

Son prix moyen : À partir de 5 € la tablette, en vente sur Internet et dans certains magasins spécialisés.

MON CHOCOLAT CRU CHOUCHOU

Le chocolat cru pour moi, c'est délicieux.

C'est celui de mon ami Frédéric Marr que je préfère. Il a lancé la marque Rrraw© en France (www.rrraw.fr), véritable pionnier d'une marque de chocolat cru engagée et respectueuse de l'environnement. Cette marque est vendue en magasin bio et spécialisé : framboise, guarana, thé vert. C'est divin et on en tombe vite amoureux. Les bienfaits du chocolat sans les inconvénients !

LE GERME DE BLÉ
tout petit mais ultra puissant !

« Mieux que le blé, le germe de blé, car c'est à partir du germe que naît une nouvelle plante. Cette partie de la graine de blé est bourrée de qualités, un concentré de vitalité ! À découvrir sans tarder car le germe de blé est un allié santé de poids bourré de nutriments. Méga-smile dans l'assiette ! »

Son histoire : Cela fait maintenant des millénaires que l'homme cultive le blé en Occident. Base de l'alimentation, cette céréale est tellement entrée dans le quotidien qu'on n'y prête plus beaucoup attention si ce n'est pour s'inquiéter du gluten qu'elle contient... Et pourtant, le grain de blé renferme une petite merveille : le germe de blé. On l'appelle l'embryon du blé, puisque c'est lui qui va donner naissance à la céréale. Il concentre donc toutes les qualités nutritionnelles du blé !

On fait le plein de... : Acide gras, oméga-3, 6 et 9, vitamines B1, E, K, fibres, protéines, minéraux, oligo-éléments et antioxydants.

C'est bon pour... : La vitalité et l'énergie.

Le truc que j'aime : On peut le consommer sucré ou salé selon les envies, et sous de multiples formes : saupoudré sur une salade, des légumes cuits, dans des biscuits, dans le pain...

À retenir : Attention à ne pas confondre germe de blé et blé germé ! Le blé germé est une graine germée, le germe de blé se présente sous forme de flocons. Il ne faut pas non plus le cuire !

À consommer : Pendant les repas, intégré dans un plat.

Son prix moyen : 2,90 € les 250 g en magasin bio.

MES GERMES DE BLÉ CHOUCHOUS

Ceux d'Amanprana© et ceux des moines trappistes de l'Abbaye de Sept-Fons (en magasins bio).

LES GRAINES GERMÉES

100 % *green* vitalité, un concentré d'enzymes !

« Best of *de l'alimentation crue et vivante, les graines germées offrent à nos assiettes couleur et fraîcheur et nos papilles découvrent de nouveaux goûts ! Surtout elles sont bourrées d'enzymes qui favorisent la digestion. Les graines germées régénèrent l'organisme de par leur très haute vitalité, c'est la jeune pousse en "train de pousser", quoi de plus rajeunissant pour nos organismes ? Incontournables.* »

Leur histoire : Les graines germées étaient déjà connues dans l'Égypte ancienne, mais il faut attendre le tournant des années 2000 pour qu'elles fassent leur apparition sur les tables françaises. Et encore ! Le cercle des initiés ne dépassaient pas les végétariens. Désormais tendance, les graines germées sont mises à l'honneur par les chefs et les gastronomes. On les voit partout !

On fait le plein de... : Enzymes, vitamines, fibres, protéines végétales, oligoéléments, minéraux. Elles sont antioxydantes et protectrices. Un trésor de la nature.

C'est bon pour... : La digestion, grâce aux enzymes. Les graines germées sont des bombes de vitalité inégalées. Elles se la jouent aussi détox grâce aux fibres et à la chlorophylle qu'elles contiennent. La graine germée de brocoli serait dix fois plus nourrissante et énergisante qu'un brocoli (déjà très bon pour la santé !).

Le truc que j'aime : Le côté ludique et 100 % *home-made*, puisque l'on peut les faire pousser à la maison. Et on a l'embarras du choix : luzerne, trèfle, avoine, cumin, fenouil, cresson, radis, chanvre... De quoi mettre toute l'année du vert dans la cuisine !

À retenir : Presque toutes les graines peuvent être germées, à l'exception des graines de solanacées (tomate, pomme de terre, aubergine, poivron…), celles de rhubarbe et, bien sûr celles des plantes dont les feuilles sont toxiques.

À consommer : Crues, sous forme de salades composées, sur des légumes cuits, dans des wraps ou des *healthy sandwiches* et dans les *green* smoothies. Elles peuvent avoir un goût assez prononcé (le poireau par exemple). J'adore me faire des tartines avec du pain des fleurs, de l'houmous, de l'avocat et des graines germées. Un régal, et surtout ensuite, quelle énergie ! J'aime celles de luzerne, alfalfa, poireau, brocoli, radis et tant encore !

Leur prix moyen : À partir de 1,74 € le sachet de graines à faire germer en magasin bio (prévoir un germoir). On peut aussi trouver des graines déjà germées dans les magasins bio.

MA MARQUE CHOUCHOUTE

En magasin bio, des graines déjà germées de la marque Germline©.

LE GUARANA
(ou warana) de l'énergie à revendre !

« Allez, on se concentre ! Besoin d'un coup de pouce ? Pas de problème, le guarana (warana) est là ! Outre son effet sur le tonus mental et l'énergie physique, le guarana diminue la sensation de faim. Puissant et rugissant. »

Son histoire : Venu de la forêt amazonienne, le guarana est la graine de l'arbuste éponyme. Elle est bien connue du peuple Guarani, qui lui a donné son nom. Ce peuple amérindien la consommait à l'origine pour tromper la faim et renforcer l'endurance physique. Arrivé en Europe au XVIIIe siècle, le guarana a été étudié et l'on a bien vite remarqué son étonnante teneur en caféine. C'est donc principalement comme stimulant qu'il est aujourd'hui consommé, bien que par ses propriétés il puisse aussi servir de coupe-faim.

On fait le plein de... : Caféine diffusée progressivement (contrairement au café ou au thé) dû à d'autres actifs présents dans le totum de la plante[2].

C'est bon pour... : Booster l'énergie, l'attention et la concentration.

Le truc que j'aime : Sauf contre-indication médicale (de type maladies du cœur, diabète, tension artérielle élevée), le guarana est un incroyable stimulant sans effets secondaires ! L'effet du guarana est doux et progressif. Curieusement, moi qui ne supporte ni la caféine ni la théine qui me font trembler et m'empêchent de dormir, je tolère très bien le guarana alors qu'il contient de la caféine. Il me procure bien-être et calme, concentration.

2 Source : Bastien Beaufort, Sébastien Wolf, Ronald Mary, *Le Guarana, trésor des Indiens Sateré Mawé : mythes fondateurs, biodiversité et commerce équitable*, Yves Michel, 2008.

À retenir : On entend parfois parler de guaranine, c'est un abus de langage marketing ! Il s'agit en fait de la caféine du guarana, mais il fallait bien montrer qu'il y en a beaucoup...

À consommer : Le matin ou à midi, sous forme de gélules, de tisane ou de poudre à diluer. Surtout on évite en fin de journée à cause de ses effets stimulants ! Je préfère la poudre que je mélange dans ma gourde avant une course à pied longue distance. Trois cures de 1 à 2 mois par an peuvent être faites.

Son prix moyen : À partir de 4,80 € le pot de 60 gélules.

MA MARQUE CHOUCHOUTE

Le warana de chez Guayapi©. Une qualité au plus haut niveau (en magasin et salons bio). Cette entreprise dirigée par Claudie Ravel est très engagée dans la protection des terres des tribus amazoniennes.

LES HUILES VIERGES
de première pression à froid ? Indispensables !

« L'huile, une alliée ? Hé oui ! Mais pas n'importe laquelle : seule l'huile vierge de première pression à froid et bio présente des propriétés nutritives intéressantes. Il faut la choisir dans un contenant en verre et opaque, sinon passez votre chemin ! Indispensable à la santé, elle est une alliée de choix. »

Leur histoire : Jusqu'où remonter pour trouver les premiers usages de l'huile ? La nuit des temps ? Peut-être bien... Quant à savoir qui en revendique la paternité, c'est bien difficile à dire puisque chaque région a développé son huile ! Les Aztèques avaient l'huile d'arachide, les Hauts-Mésopotamiens l'huile d'olive, de lin, de sésame... Autour de la Méditerranée, c'est l'huile d'olive qui s'est imposée, il y a quelques millénaires déjà.

On fait le plein de... : Acides gras essentiels (Oméga-3, 6 et 9, en quantité variable selon l'huile).

C'est bon pour... : Lutter contre les maladies cardio-vasculaires et l'hypertension ; les acides gras essentiels sont indispensables à notre santé. Il faut consommer au moins 2 à 3 cuillerées à soupes d'huile par jour, c'est du bon gras dont nous avons absolument besoin.

Le truc que j'aime : Si l'huile d'olive est la plus connue, il existe des dizaines d'huiles de graines ou de fruits (soja, noix, sésame, colza, pépins de courge, noisettes...) pour varier les plaisirs ! Moi j'aime la multi-huile des marques Vigean© ou Émile Noël©. Je l'utilise aussi dans mon Miam-Ô-fruit (voir p. 38) ou sur les légumes cuits à la vapeur douce et les salades crues.

À retenir : Surtout, on lit bien les étiquettes : hors de question de prendre autre chose qu'une huile vierge de première pression à froid ! Seule cette technique assure la conservation des propriétés nutritionnelles de l'huile et l'absence de traitement chimique.

À consommer : Au quotidien, comme assaisonnement principalement.

Leur prix moyen : À partir de 5 €, très variable selon les huiles.

LE JUS DE CITRON
simplissime et méga-efficace !

« Le jus de citron est une star outre-Atlantique. Les people ne cessent de vanter ses mérites. Et pour nous ? Moi en tout cas, c'est mon dada et plutôt en hiver qu'en été. Kiss lemon, I love you. »

Son histoire : Sans rameuter la presse, on peut nous aussi se faire du bien en consommant du jus de citron. Ce petit agrume jaune, venu d'Asie et épanoui dans tout climat méditerranéen, est connu dès le Moyen Âge. Il fut du voyage lorsque Christophe Colomb partit faire le tour du monde et découvrit l'Amérique : source de vitamine C, il permettait de lutter contre le scorbut. Aujourd'hui, les sources de vitamine C sont multiples, mais le citron reste un allié santé.

On fait le plein de... : Vitamine C, antioxydants.

C'est bon pour... : La détox, le système immunitaire et la vitalité.

Le truc que j'aime : C'est l'occasion de découvrir le citron ! Il en existe de multiples variétés tout autour de la Méditerranée, de quoi voyager du Portugal à Chypre.

À retenir : Le citron contribue à un bon équilibre acido-basique car il est alcalinisant contrairement à son goût acide. Après sa consommation, ne pas se brosser les dents (pour ne pas abîmer l'émail), mais se rincer tout simplement la bouche. Un petit réflexe malin qui vous évitera des problèmes de bouche !

À consommer : Au quotidien, dilué dans de l'eau tiède (surtout pas chaude, max 60 °C), le matin ou une demi-heure avant le repas de midi. Le citron est un excellent dépuratif qui nettoie le corps au réveil. Difficile pour moi de m'en passer pendant les longs mois d'hiver.

Son prix moyen : À partir de 0,45 € l'unité.

LE JUS D'HERBE DE BLÉ
l'aliment le plus complet !

« Du jus d'herbe... De la chlorophylle... Une couleur verte pas forcément des plus appétissantes... Et pourtant, c'est une mine de nutriments, un trésor de la nature ! Le jus d'herbe de blé favorise la détox, la régénération cellulaire et l'oxygénation. C'est probablement un des nettoyants les plus puissants du corps[3]. On fonce sur cet ingrédient Happy Détox. »

Son histoire : L'idée de manger de l'herbe vous laisse perplexe ? Bien vu, nous ne sommes pas des ruminants et nous ne sommes absolument pas « configurés » pour la manger directement ! Pourtant, l'herbe contient d'intéressantes propriétés nutritionnelles, notamment la chlorophylle. Alors, que faire ? Mâcher de l'herbe comme on prendrait un chewing-gum et la recracher 5 minutes plus tard n'est pas chose aisée en pleine réunion d'affaires... L'astuce, c'est donc de prendre de l'herbe sous forme de jus.

On fait le plein de... : Vitamines, fer, antioxydants et minéraux. On l'appelle le « sang vert ». C'est un aliment complet qui contient tous les acides aminés nécessaires au corps.

C'est bon pour... : Une détox (la chlorophylle agit sur la détox du foie et du sang). Il participe à éliminer les résidus médicamenteux dans le corps, il soulage la constipation, régule le sucre dans le sang, renforce le système immunitaire, reminéralise l'organisme et le sang.

Le truc que j'aime : Pas besoin de tondre la pelouse tous les jours, l'herbe de blé se trouve sous forme de poudre déshydratée, mais aussi de dosettes congelées ! Mais vous pouvez aussi la faire pousser en achetant des graines à faire germer en magasins bio. C'est très joli dans la cuisine avec ce vert tendre. Surtout, le jus d'herbe de blé frais est dix fois

---

3 Voir les études du centre Hippocrate en Floride avec les docteurs Brian et Anna-Maria Clément.

plus puissant que le jus d'herbe de blé déshydraté, mais il faut le faire pousser soi-même et avoir un extracteur de jus.

À retenir : Le pouvoir détoxifiant du jus d'herbe peut être assez fort, on commence donc la cure détox par de petites portions, sinon gare aux maux de tête, nausées et autres désagréments ! Les jus d'herbe de blé et d'orge ne contiennent pas de gluten. Intéressant, non ?

À consommer : Avant un repas, mais pas celui du soir. On peut boire le jus seul ou dans un smoothie. Je bois du jus d'herbe (*green* kamut) ou d'orge toute l'année tous les matins mélangé avec la chorella et l'algue Klamath. C'est ma potion magique *green* smoothie Happy Détox du matin !

Son prix moyen : À partir de 10 € les 200 g, en vente sur Internet et dans les magasins spécialisés.

MES MARQUES CHOUCHOUTES

Algotonic© (green kamut), Green Magma© et un shot chez Cojean ou dans les restaurants bio qui en proposent.

Honnêtement, le jus d'herbe frais est plus répandu à New York qu'à Paris, mais bon ça arrive en France !

LE KALE
un crucifère ultra-power qui nous veut du bien !

« Quatre lettres qui font fureur à New York, quatre lettres que l'on (re)découvre en France depuis quelques années : K-A-L-E. Kale ? Une feuille verte qui cache bien son jeu... Elle contient plus de vitamine C qu'une orange et plus de calcium qu'un verre de lait ! Fantastique M. Kale ».

Son histoire : D'origine méditerranéenne, le kale a connu un vif succès plus au nord, car il n'aime pas les températures trop élevées. Membre de la grande famille des choux, il s'est retrouvé sur les tables de Scandinavie, d'Allemagne, d'Écosse et des Pays-Bas où il est à la fois bien connu et largement cultivé. Pour se faire connaître des Français, il a été obligé de faire un détour par le Canada et surtout les États-Unis où il fait fureur. Nous le redécouvrons donc enfin, pour notre plus grand bonheur !

On fait le plein de... : Vitamines, minéraux et antioxydants se bousculent dans ces feuilles vertes. Outre un plein de vitamines A, C et K, de bêta-carotène, de calcium et de magnésium, on trouve de la lutéine et de la zéaxanthine.

C'est bon pour... : Lutter contre le mauvais cholestérol, grâce aux vitamines A et C, et améliorer la santé des yeux, grâce à la lutéine et à la zéaxanthine.

Le truc que j'aime : On peut récolter les feuilles de kale en automne, en hiver et même au début du printemps. Mais pour les gourmandes, sachez que les feuilles cueillies en hiver sont plus sucrées !

À retenir : Le kale reste un chou, mais son goût raffiné plaira forcément à tout le monde... Ce n'est pas une raison pour ne pas l'essayer : cru, cuit, *al dente*, il trouve très facilement sa place dans nos p'tits plats.

À consommer : Pour ma part, je l'aime surtout en salade et en smoothie mais il est bien aussi en soupe, même si on perd un peu de nutriments.

Son prix moyen : Entre 3 et 4 euros.

LE LAPACHO
l'arbre de vie *so divin* !

« Lapacho, ce nom ne vous dit rien et je pense que pau d'arco non plus ? Pau d'arco signifie "bois d'arc". Le lapacho, c'est "l'arbre divin" ou "arbre de vie" car il guérit de tous les maux. J'adore cette divine écorce et l'ai adoptée depuis de nombreuses années déjà comme stimulant du système immunitaire. Un vrai bijou. »

Son histoire : Le lapacho est originaire d'Amérique du Sud : Brésil, Paraguay, Argentine. Les peuples premiers et surtout les Incas lui confèrent des propriétés exceptionnelles tant thérapeutiques que nutritives. Un véritable remède universel. C'est l'écorce qu'on utilise. Le lapacho aurait des propriétés détoxinantes, anti-cancers, antivirales, dépuratives, antibactériennes, antiparasitaires et anti-inflammatoires. Il a fait l'objet de nombreuses études scientifiques et botaniques[4].

On fait le plein de... : Oligoéléments, flavonoïdes et coumarines (qui accentuent la fluidité sanguine), minéraux, tanins. Il soigne également l'anémie grâce à son importante teneur en fer qui permet la formation de globules rouges. Bon pour les femmes !

C'est bon pour... : Les Indiens d'Amérique utilisaient son écorce pour se soigner : diarrhées, constipation, fièvre, maux de gorge, problèmes respiratoires et circulatoires, arthrite. On lui prête aussi des propriétés antiseptiques, antivirales et antibiotiques puissantes (le lapachon). Bon pour toutes sortes d'affections chroniques ou aiguës, il améliore la qualité de vie, rien que ça !

4 Source : Walter Lübeck, Dominique Taffin-Jouhaud, *Se soigner avec le lapacho : toutes les propriétés curatives de l'écorce du lapacho*, Médicis, 2006.

Le truc que j'aime : Dès que je me sens un peu fébrile ou lors des longs mois d'hiver, je me prépare une décoction de lapacho. J'en prépare au moins 1,5 l pour le consommer froid ou tiède toute la journée et même le lendemain. J'aime son petit goût ferreux très particulier.

À retenir : Il ne contient pas de théine, logique ce n'est pas un thé ! C'est un stimulant du système immunitaire, un antalgique, un anti-inflammatoire et un antirhumatismal. De plus, il élimine les toxines et soigne certaines maladies hématologiques et neurologiques.

À consommer : Le lapacho doit être préparé en décoction, c'est-à-dire qu'il doit bouillir 10 à 15 minutes environ à petit feu puis infuser 15 minutes et être filtré.

Son prix moyen : À partir de 5,70 € les 100 g (en magasin et salons bio).

MES MARQUES PRÉFÉRÉES

Les Jardins de Gaïa© pour un lapacho de très grande qualité, mais aussi la marque VIT'ALL+©.

LES LÉGUMINEUSES
des protéines végétales !

« Lentilles, fèves, haricots, pois secs, pois chiches, soja… Les légumineuses, ce sont tous ces légumes secs. À découvrir et redécouvrir, ces trésors de la nature ! »

Leur histoire : Les légumineuses sont entrées dans l'alimentation humaine voici bien longtemps ! Il y a 7 000 ans, les Européens consommaient déjà fèves, lentilles et pois, tandis que voici 4 000 ans que les Chinois sont fans de soja. Aux Amériques comme en Afrique, en Asie comme en Europe, les légumineuses ont été à la base de plats traditionnels et dans certaines régions du monde, elles sont encore très présentes dans l'alimentation.

On fait le plein de… : Fibres, vitamines (notamment B), minéraux (en particulier de fer).

C'est bon pour… : Faire le plein de protéines végétales, les légumineuses en sont très riches ! Cependant, elles ne possèdent pas tous les acides aminés dont l'organisme a besoin. C'est pourquoi il est préférable de consommer les légumineuses avec des céréales pour un repas vraiment équilibré. Une idée ? Le couscous végétarien ou un bon plat de lentilles et riz. Miam.

Le truc que j'aime : La variété de cette vaste catégorie ! Les légumineuses, c'est aussi bien les fèves et haricots secs en tous genres : blancs, rouges, noirs, pinto, azuki, soja… que les lentilles de toutes les couleurs (vertes, brunes, noires, rouges…) et les pois secs (cassés, chiches…). Il y en a forcément qui vous plairont !

À retenir : Les légumineuses ont la mauvaise réputation d'être peu digestes et d'être à l'origine de ballonnements, voire de flatulences. Pas de panique ! Le secret réside dans la préparation et la cuisson. La plupart des pois et des haricots ont besoin de tremper avant la cuisson. Lisez donc bien les instructions pour savoir si les légumineuses que vous voulez cuisiner ont besoin d'un trempage. Prévoyez dans ce cas de leur faire passer la nuit dans un bol d'eau au réfrigérateur. Vous pouvez changer l'eau de trempage pendant l'opération. Au niveau de la cuisson, anticipez : celle-ci est assez longue. Les légumineuses sont prêtes lorsque vous réussissez à les écraser facilement à la fourchette.

L'astuce c'est d'en préparer à l'avance et de les congeler, c'est facile à faire avec les pois chiches, les lentilles, etc.

À consommer : À votre plaisir, les légumineuses sont une bonne base pour des recettes variées en toutes saisons. Pensez aussi à les incorporer à des salades en été et à les cuisiner en purée l'hiver ! J'aime les haricots rouges façon chili, les lentilles vertes *al dente*, les lentilles corail en purée, les pois cassés à l'huile d'olive.

Leur prix moyen : 3,80 € le kilo de pois chiches bio et 2,20 € les 500 g de haricots azuki en magasin bio.

LES GRAINES DE CHIA
petites mais grande nutrition !

« Pour celles que le nom rebute, sachez que ça se prononce "kia". Ce point étant éclairci, voyons un peu ce qu'il en est ! Une source d'énergie hallucinante, une mini-graine à haut potentiel. Si, Si. »

Leur histoire : Les graines de chia nous viennent d'Amérique centrale, où elles étaient cultivées par les Aztèques. Les conquistadors espagnols ont mis fin à leur culture et il a fallu attendre les années 1990 pour qu'elles reviennent sous les feux des projecteurs. Depuis, on ne les a plus quittées et désormais plus personne ne les néglige : incroyable source d'énergie, elles s'invitent facilement dans les assiettes. On les appelle *indian runner*. Elles sont une aide précieuse pour les sportifs.

On fait le plein de... : Oméga-3, fibres, oligo-éléments.

C'est bon pour... : Prévenir les troubles cardio-vasculaires, renforcer le système immunitaire, accélérer le transit intestinal.

Le truc que j'aime : On peut les consommer crues, moulues ou trempées, et elles sont sans gluten. Elles absorbent sept fois leur poids en eau, ce qui en fait un allié diététique précieux. Dans le cas où vous les consommez crues, il faut les moudre pour bénéficier de leurs vertus sinon la graine si petite ressort entière de notre organisme, comme la graine de lin.

À retenir : Il existe des graines de chia noires et d'autres blanches, ce qui ne change ni leurs propriétés nutritionnelles ni le goût... mais cela peut influencer le résultat d'une préparation culinaire ! Par contre, les graines rouges ne sont pas assez mûres.

À consommer : Dans un yaourt, sur une tartine, dans une soupe, dans un smoothie, comme farine... Les graines de chia s'invitent partout ! Elles forment une sorte de pudding ou de *panna cotta* végétale. Il faut les laisser gonfler quelques minutes avant de les consommer. J'aime les graines de chia car contrairement au lin elles ne s'oxydent pas.

Leur prix moyen : À partir de 9,50 € les 250 g, en vente sur Internet et dans les magasins spécialisés.

LE MIEL DE MANUKA
un antibiotique naturel

« "Nectar des Dieux" ? Le miel de Manuka mérite tout particulièrement ce surnom. Venu (hélas) de l'autre bout du monde, il est non seulement gourmand mais renferme aussi de multiples propriétés curatives ! À consommer avec modération car son prix est très élevé, je ne l'utilise que pour ses vertus médicinales. Incontournable. »

Son histoire : À l'origine de ce miel, la fleur de Manuka, arbrisseau de Nouvelle-Zélande que l'on retrouve aussi en Australie et en Tasmanie. Un miel qui vient de loin donc, mais qui mérite que l'on s'y intéresse. On connaissait les vertus curatives du miel depuis bien longtemps (ça remonte même aux Égyptiens !), le miel de Manuka les booste grâce à sa composition spécifique : il peut jouer un rôle d'antiseptique, d'antibiotique et de cicatrisant 100 % naturel.

On fait le plein de... : Méthylglyoxal. Le nom fait peur, il s'agit en fait d'un principe actif antibactérien très efficace.

C'est bon pour... : Lutter contre les brûlures et ulcères de l'estomac, les problèmes digestifs et les maux de gorge, formidable antiseptique.

Le truc que j'aime : Il se conserve plusieurs années sans perdre ses qualités. Les enfants en raffolent en cas de fatigue ou baisse immunitaire. Il est aussi excellent pour la peau : brûlures, piqûres, lèvres sèches, plaies.

À retenir : Il existe deux indices relatifs au miel de Manuka : l'UMF (IAA en français) et le MGO. L'UMF (Unique Manuka Factor) indique le pouvoir antibactérien du miel (de 5+ à 25+) ; le MGO indique, quant à lui, la teneur en méthylglyoxal, antibactérien (de 100 à 550). Plus les indices sont élevés, plus le miel comporte de principes actifs, mais plus il est cher !

À consommer : À la cuillère ou dilué dans une boisson tiède, le miel s'intègre à l'alimentation quotidienne. Le miel de Manuka ayant des vertus antiseptiques, on peut l'étaler directement sur une plaie ou une brûlure superficielle ! Attention, le miel n'est pas digeste mélangé à des céréales. Plutôt le prendre seul ou dans une tisane. Le miel de Manuka est de toute façon trop cher pour être tartiné ! Le must : l'hiver avec une bonne tisane de thym pour lutter contre les frimas.

Son prix moyen : À partir de 19,50 € les 250 g, le prix varie selon les indices, en vente sur Internet et dans les magasins spécialisés.

LE POLLEN FRAIS
ma « Happy Thérapie » !

« On connaît si bien le miel mais voici un autre allié santé que l'on doit aux abeilles : le pollen frais. Vive l'apithérapie ! Cet aliment est tellement incroyable qu'une fois j'ai senti mes cellules frémir en l'absorbant ! Chères abeilles, merci pour ce nectar. Divin. »

Son histoire : Le pollen frais, c'est le pollen que les abeilles vont chercher sur les fleurs et qu'elles ramènent à la ruche. Mais pour rentrer dans la ruche, elles doivent passer par une grille dont les trous sont tels qu'elles doivent laisser tomber un peu de pollen pour s'y faufiler. L'apiculteur récupère délicatement ce pollen abandonné et s'empresse de le congeler pour qu'il conserve ses propriétés nutritionnelles.

On fait le plein de... : Vitamines A, B, C, D, E, oligoéléments, antioxydants et acides aminés essentiels.

C'est bon pour... : Booster le système immunitaire, réduire la fatigue, favoriser le transit intestinal. Le pollen congelé de Bruyère est indiqué pour celles qui veulent dépolluer leur organisme. Il élimine les toxines et permet de rétablir l'équilibre acido-basique. Il favorise une microcirculation.

Le truc que j'aime : Le goût du pollen de ciste. Plus sucré, il aide particulièrement à dynamiser le système immunitaire. Les qualités nutritionnelles du pollen varient en effet selon la fleur dont il est issu. Mes cellules en raffolent comme un nectar divin, c'est peu dire.

À retenir : Surtout, on prend bien du pollen frais et non du pollen sec ou déshydraté. Seul le pollen frais conserve pleinement les propriétés du pollen (ferments lactiques et levures notamment). On fait attention à le conserver au frais au congélateur pour qu'il conserve ses propriétés plus longtemps.

À consommer : On peut en prendre une cuillère au petit-déjeuner, en faisant des cures de six semaines à l'automne et au printemps. Le pollen ne se mange pas seul, on peut le diluer ou le mélanger à notre petit-déjeuner, mais c'est avec un fruit qu'il s'absorbe le mieux.

Son prix moyen : Environ 25 € la barquette de 250 g.

MA MARQUE CHOUCHOUTE

Pollenergie®, au congélateur, en magasins ou salons bio, www.pollenergie.fr

Percie du Sert©, au congélateur en magasins ou salons bio.

Partie 4

LES BONS USTENSILES DE CUISINE ET LA BONNE CUISSON

Attention, je ne vais pas vous bassiner avec mes casseroles pour vous vendre une nouvelle batterie ! Mais sans le savoir vous utilisez peut-être des substances douteuses dans votre cuisine, alors informée vous serez ensuite équipée pour choisir ce que vous voulez faire. La bonne cuisson c'est aussi parfois revoir des mauvaises habitudes familiales héritées de nos parents ou de nos grands-parents. On ne les juge pas, car ils ne savaient pas et cela ne les empêchait pas de nous préparer des petits plats avec amour, ce qui, au fond, reste essentiel !

La bonne cuisson, c'est max 100 °C

Rien de plus fragile que les vitamines, minéraux et autres richesses nutritionnelles des fruits et légumes. Dès lors qu'ils sont coupés, ils commencent à s'abîmer. C'est pourquoi il est préférable de consommer les fruits et légumes le plus frais possible.

Et que dire de la cuisson ! Plus elle se fait à haute température et plus elle dure, plus les aliments sont altérés. Dès 50 °C, les enzymes des fruits et légumes sont altérés. La vitamine C est détruite à partir d'une température supérieure à 60 °C et aucune vitamine ne résiste à plus de 120 °C. À partir de 100 °C, les minéraux subissent une transformation chimique et ne sont plus assimilables par l'organisme.

Dans ce cas, quelles cuissons privilégier ?

La règle d'or, c'est de choisir des modes de cuisson doux, n'excédant pas les 100 °C. Exit donc la cocotte-minute, la friture, le barbecue et autres grils. On peut rajouter à cette liste le four à micro-ondes qui agite les molécules des aliments et dévitalise les fruits et légumes (voir p. 74).

Cependant, bonne nouvelle, il reste des modes de cuisson agréables, qui s'adaptent facilement aux recettes que l'on aime !

La cuisson à l'eau

Cette forme de cuisson est intéressante surtout si l'on conserve l'eau de cuisson. En effet, certaines vitamines sont solubles dans l'eau et certains minéraux y migrent facilement. Évitez donc de couper les légumes en petits morceaux, cela faciliterait la migration des vitamines. De même, préférez conserver la peau des aliments pendant la cuisson, c'est une enveloppe de plus pour enrayer la perte des vitamines et minéraux, et plongez les légumes dans l'eau déjà chaude (moins ils passent de temps dans l'eau, moins ils perdent de vitamines). L'eau doit être frémissante, elle peut donc être à moins de 100 °C.

La cuisson à l'étouffée

Un peu de patience est nécessaire, car c'est une cuisson lente, qui se fait dans une grande casserole à couvercle fermé. La température n'y dépasse pas les 95 °C et permet donc de conserver plus de vitamines et de minéraux. Les légumes sont cuits dans leur propre eau (ils en contiennent en moyenne 80 %), il n'y a donc pas de fuite des vitamines et minéraux contrairement à la cuisson à l'eau.

Conservez le jus de cuisson, riche en goût et en minéraux.

La cuisson à la vapeur douce

C'est la cuisson à privilégier ! Douce par excellence, elle consiste à faire cuire les légumes grâce à la vapeur dégagée par l'eau en ébullition au fond de l'appareil de cuisson. Elle permet de conserver le maximum des qualités nutritionnelles des aliments, mais aussi leur goût, leur couleur et leur texture.

Et mes gratins ?

Impossible de se passer du four pour un gratin. Privilégiez dans ce cas une cuisson à basse température (moins de 120 °C), et vérifiez que les légumes sont bien trempés dans la béchamel, la crème ou le lait végétal (selon la recette !) pour éviter qu'ils ne s'assèchent trop.

Le four peut s'utiliser aussi à moins de 100 °C, pour faire cuire des viandes, des poissons, des légumes. Et bien sûr, on garde le four pour faire des papillotes sans aluminium (voir p. 79) !

Le cuit-vapeur, pour une cuisine saine

La cuisson à la vapeur, le top de la cuisson saine ! Le cuit-vapeur est l'ustensile indispensable pour s'y mettre facilement. Sans cuit-vapeur je suis cuite, impossible pour moi de cuisiner !

Le cuit-vapeur, qu'est-ce que c'est ?

Le cuit-vapeur est un ustensile de cuisine à un ou plusieurs étages qui reposent au-dessus d'un bac rempli d'eau amenée à chauffer et à s'évaporer. Bloquée par le couvercle, la vapeur reste partiellement enfermée dans le cuit-vapeur. Elle se condense et retombe en gouttelettes dans le réservoir, où ces dernières se retransforment en vapeur. Les aliments ne sont pas dans l'eau mais reposent sur le fond perforé de l'étage. Ils cuisent donc à la force de la vapeur qui passe le tamis.

Aucune matière grasse à ajouter, ce qui participe à faire du cuit-vapeur un vrai allié santé. Le plus de cette méthode ? La température n'atteint jamais les 100°, ce qui préserve les qualités nutritionnelles des aliments.

Ça change quoi dans ma cuisine ?

J'y suis tellement accro que le mien n'est jamais rangé, il a sa place attribuée et il y reste jour et nuit ! D'ailleurs, il m'a suivie dans ma traversée de l'Atlantique : partie m'installer aux États-Unis, je n'ai pas tenu longtemps avant d'en faire venir un de France. Pourquoi ? Tout simplement parce que je peux tout faire avec ! Légumes, soupes, poissons... C'est sain et toute la famille aime ! Il me sert de « micro-ondes » pour réchauffer très vite tous les aliments et leur rendre leur moelleux.

Comment je le choisis ?

J'ai opté pour le Vitaliseur© de Marion Kaplan. Il se compose d'un grand bac, ce qui assure une bonne capacité à stabiliser la vapeur dans le cuit-vapeur et n'a qu'un étage. Cela est important pour éviter que la vapeur ne tombe en pluie sur les aliments de l'étage d'en dessous : ça reviendrait à arroser l'aliment du dessous de graisses et de toxines ! En plus, le ruissellement de l'eau laverait les légumes, qui perdraient une partie de leurs qualités nutritionnelles. Son couvercle arrondi a été conçu dans le même but d'éviter « la pluie » de vapeur condensée. Il m'assure également que la température de cuisson ne dépasse pas les 95 °C : minéraux, oligoéléments, enzymes et vitamines sont préservés dans les légumes. Il est en inox, un matériau sain.

Fuyez les cuit-vapeur dont la cuve est en plastique ; pour moi, attention potentiel danger pour votre santé !

Mes astuces au cuit-vapeur

Les légumes cuisent très vite au cuit-vapeur. Il est important de mettre d'abord l'eau à chauffer puis quand elle frémit, rajouter le panier avec les légumes. Je fais même la soupe au cuit-vapeur : d'abord je cuis les légumes *al dente* puis je les mixe avec une eau pure ensuite. Ainsi les nutriments et vitamines sont préservés.

Le blender, bien plus qu'un mixeur

On dirait deux jumeaux. C'est vrai que d'apparence, ils sont semblables. Mais…

Le blender, qu'est-ce que c'est ?

Il se présente comme un mixeur, avec un socle qui contient le moteur et le système de programmation (pour le simple, quelques boutons à tourner, pour les plus sophistiqués, un écran de contrôle digne d'un vaisseau Star Wars) et un récipient dont la capacité est très variable selon les modèles et qui se fixe sur un composant supportant l'hélice tranchante. Alors où est la différence ? Elle réside dans la puissance du blender, bien supérieure à celle d'un mixeur (140 watts pour ce dernier contre 200 watts à 1 200 watts pour le premier).

Ça change quoi dans ma cuisine ?

Tout ! Voici enfin l'allié des smoothies, des veg-shakes et des soupes crues réussis. La puissance du moteur fait tourner les palmes si vite que les mélanges moussent et deviennent vraiment onctueux. Le blender permet de conserver toute la qualité des fruits et légumes mixés : une préparation au blender conserve donc toutes les fibres des fruits et légumes. Le blender est extrêmement facile à utiliser et permet toutes les expériences culinaires... Quel sera votre smoothie préféré (voir p. 147) ?

Comment je le choisis ?

Il y a surtout des aspects pratiques à prendre en compte lorsque l'on choisit d'investir dans un blender. Concernant le prix, vous aurez le choix : la fourchette s'étend d'une vingtaine d'euros à près de 300. La capacité du bol, qui va de 0,5 à 2 l dépend principalement de votre famille : plus vous êtes nombreux, plus il vous faudra un grand bol !

Le récipient peut être en plastique, en verre ou en inox. C'est bien évidemment le verre que je privilégie, c'est ce qu'il y a de plus sain pour la cuisine. Le verre d'un blender est solide et pratique : on peut mixer sans crainte de casse des noix ou autres aliments solides. L'inox est certes incassable mais on ne peut pas voir la préparation. Quant au plastique, je l'évite car sa composition peut être toxique (bisphénol A et phtalates) et il n'est pas très résistant.

La puissance est importante car plus elle est élevée, plus on peut mixer d'importantes quantités. Les blenders de plus de 1 000 Watts ont généralement une fonction chauffante, ce qui est utile pour préparer des soupes ou des veloutés.

MES MARQUES CHOUCHOUTES

Le Vitamix©, la star des blenders mais moi j'aime aussi le Nutribulett© (acheté aux États-Unis).

Ma recette fétiche ultra dynamisante avec un blender de base, la plus facile à faire et saine : pomme, carotte, gingembre, citron. On peut ajouter du concombre et le tour est joué !

L'extracteur de jus, pour les meilleurs jus

Faire du jus à partir de fruits ou de légumes ? À vos extracteurs pour avoir le meilleur !

L'extracteur de jus, qu'est-ce que c'est ?

La centrifugeuse mise sur l'efficacité. Son fonctionnement est extrêmement simple et le jus désiré s'obtient rapidement. L'extracteur de jus est bien plus *slow*. Le but n'est pas d'obtenir un jus mais le meilleur jus possible. Il fonctionne autour d'une vis sans fin, qui écrase lentement et en douceur les fruits ou les légumes. La qualité du jus obtenu est donc bien supérieure. Les jus ne contiennent pas de fibres et, comme les fruits et légumes n'ont subi aucun choc thermique, les enzymes, vitamines et minéraux qu'ils contiennent sont pleinement préservés.

Ça change quoi dans ma cuisine ?

L'extracteur de jus est indispensable pour les détox *green* et incontournable pour celles qui suivent un régime crudivore. Pour les autres, pas de doute, l'essayer, c'est l'adopter. Certes, il ne plaide pas par son design, mais il compense par son côté pratique qui le rend beaucoup plus agréable à utiliser que la centrifugeuse (fastidieuse à nettoyer). On n'hésite donc plus à l'utiliser au quotidien, sachant qu'outre les jus de fruits et de légumes, il permet de faire aussi des jus d'herbe et de graines germées, et ça, c'est un grand plus par rapport à la centrifugeuse ! Certains extracteurs revêtent des fonctionnalités supplémentaires pour faire des pâtes fraîches, des sorbets, des laits ou des purées.

Comment je le choisis ?

Le prix d'un extracteur à jus est supérieur à celui d'une centrifugeuse. Il représente un investissement, soyez donc sûre de pouvoir vous en servir avant de l'acheter. C'est un objet lourd (pas moins de 5 kg) et encombrant : environ 40 x 20 x 25 cm. Vérifiez bien la place que vous pourrez lui consacrer dans votre cuisine pour qu'il soit facile à utiliser au quotidien !

La plupart des extracteurs à vis ont une structure horizontale qui est plutôt encombrante. On commence à voir apparaître des extracteurs à structure verticale, qui permettent de gagner un peu de place. Pour le reste, les extracteurs à jus offrent globalement les mêmes rendements. Le système le plus répandu est celui de la vis sans fin. Certains proposent plusieurs tamis, ce qui permet de différencier les jus et les nectars (sans compter les tamis spéciaux pour les pâtes, etc.).

MES MARQUES CHOUCHOUTES

Pour celles qui veulent un extracteur de jus dernier cri qui permet de faire des jus super digestes, sans fibres, il existe le Crudijus Whole Juicer de chez Kuving's© ou le Jazz Max© qui se lave super facilement. Comptez environ 370 €.

Le presse-agrumes, la base

On a toutes un presse-agrumes dans un placard de la cuisine. Mais pourquoi lui laisser prendre la poussière ?

Le presse-agrumes, qu'est-ce que c'est ?

Comme son nom l'indique, le presse-agrumes permet de… presser des agrumes ! Citron, orange, pamplemousse n'y résistent pas et vous livrent sans tarder leur jus plein de vitamines. Rares sont les cuisines où il n'est pas entré. Alors, si tout le monde l'a déjà, pourquoi lui consacrer une page ?

Ça change quoi dans ma cuisine ?

C'est qu'il ne faudrait pas le sous-estimer, ce presse-agrumes. Certes, il ne sert que pour les agrumes, ce qui est assez réducteur : oranges, citrons (jaune ou vert), mandarines, clémentines, pamplemousses... Et c'est à peu près tout ! Mais en hiver, lorsque les fruits ne sont pas très variés sur les étals, quoi de mieux qu'un bon jus de pamplemousse fraîchement pressé au petit-déjeuner pour illuminer la journée ? Le presse-agrumes permet d'extraire le jus des agrumes à froid, sans les agresser, ce qui assure une bonne conservation des vitamines.

Comment je le choisis ?

Le presse-agrumes fonctionnant à la main est un peu dépassé mais c'est mon préféré au quotidien, le plus écolo et facile à laver. Pas envie ? Préférez-lui le plus simple des presse-agrumes électriques ! Pas besoin d'un appareil ultra-sophistiqué pour obtenir rapidement un bon jus frais. La capacité du presse-agrumes est à prendre en compte selon le nombre moyen de verres de jus d'orange à remplir le matin...

Choisissez un presse-agrumes à rotation alternée, ce système assure que vous extrayez le maximum de jus du fruit. Lorsque l'on monte en gamme, plusieurs options apparaissent. L'une d'entre elles concerne la pulpe : il existe désormais des presse-agrumes qui permettent d'obtenir un jus sans pulpe ou de doser la quantité de pulpe que l'on désire dans le jus.

Privilégiez un presse-agrumes démontable, pour le nettoyer facilement. La plupart des presse-agrumes ont un réservoir amovible, vérifiez bien qu'il dispose d'un bec verseur.

Ma recette fétiche avec un presse-agrumes

Un bon jus à jeun le matin : pamplemousse-citron. Miam ! Surtout pas d'oranges, elles sont acidifiantes. Rajouter quelques gouttes d'extrait de citron de pamplemousse pour un effet coup de boost Happy Détox.

Le shaker, *green* frappé

Et non, le shaker n'est pas réservé aux bars et aux soirées ! Faites-lui vite une place dans votre cuisine !

Le shaker, qu'est-ce que c'est ?

Faut-il vraiment le présenter ? Même James Bond ne peut s'en passer ! Mais nous, on l'utilise pour des mélanges 100 % sobres et *green*. Le shaker permet de mélanger les ingrédients pour obtenir des cocktails frais et bien mélangés. En un mot, frappés !

Ça change quoi dans ma cuisine ?

Le jus d'herbe, c'est pas toujours appétissant. Grâce au shaker, il prend une autre tournure, plus fun, plus frais et plus dynamique. Le shot d'herbe devient la base d'un cocktail *green* : jus de concombre, jus de pomme, morceaux de kiwis... À vous d'essayer ! Et qui sait, peut-être réussirez-vous à en faire l'apéro le plus couru parmi vos amis ?

Comment je le choisis ?

Simple et solide. Voilà les deux qualités qu'on attend d'un shaker : pas de chichis pour le reste, de toute façon le secret d'un cocktail réussi réside dans votre poignet. Vérifiez bien qu'il soit sans bisphénol A ou autres matériaux toxiques.

Ma recette fétiche au shaker

Mon mélange du matin : jus d'herbe de blé, algue Klamath, chlorella, citron, poudre de protéine végétale (en magasin bio).

Le faitout, pour tout faire !

Oui, c'est un peu facile de dire que l'on peut tout faire avec un faitout. Et pourtant, ce n'est pas loin de la vérité !

Le faitout, qu'est-ce que c'est ?

Généralement en fonte émaillée, le faitout est souvent considéré comme une cocotte douce. Il y a pourtant de nombreuses différences. Le principe du faitout, c'est la cuisson à l'étouffée, un mode de cuisson doux et lent où la température n'excède pas les 70 °C, ce qui préserve mieux les vitamines et minéraux. Et surtout, contrairement à la cocotte-minute, les aliments ne cuisent pas en un instant !

Ça change quoi dans ma cuisine ?

La cuisine à l'étouffée permet de faire cuire les aliments dans leur jus. Ils mijotent des heures et libèrent leurs saveurs. De quoi embaumer la cuisine et faire saliver les gourmands ! Comme la cuisson est douce, le mélange ne brunit pas, ce qui préserve les goûts. On l'appelle cuisson à l'étouffée car le faitout est hermétique, la vapeur se condense sur le couvercle et ruisselle sur les parois. Vos recettes dégagent donc un jus de cuisson qui renferme des minéraux et vitamines. Vous pouvez ajouter de l'eau pour plus de jus et certains faitouts ont un couvercle spécial où placer des glaçons pour renforcer ce phénomène. À l'inverse, vous vous passez de matières grasses, un atout non négligeable !

De plus, les faitouts en fonte permettent de conserver la chaleur longtemps après avoir retiré le plat du four... Utile lorsque l'on décide de faire un plat chaud pour un repas avec des amis et qu'on veut profiter des invités !

Comment je le choisis ?

Plutôt volailles ou plutôt végétarien ? Dans le premier cas, préférez la forme ovale, sinon la forme ronde peut convenir. Vous l'aurez compris, la forme de votre faitout dépend de celle des aliments que vous pensez être le plus amenée à cuisiner avec. La capacité du faitout dépend du nombre de couverts à table : 4 l suffisent pour 3 à 4 couverts (le faitout doit être rempli aux trois quarts).

Enfin, préférez les faitouts en fonte émaillée, ce matériau est idéal pour la cuisine car il conduit bien la chaleur et permet une diffusion uniforme de celle-ci. De plus, la fonte émaillée est un matériau neutre et pur, pas de risque de libérer des toxines sur les aliments qui mijotent !

Ma recette fétiche au faitout

Tout simplement une jardinière de légumes améliorée. Les enfants adorent cette recette !

- 4 oignons nouveaux ou 2 oignons ;
- ail ;
- pommes de terre nouvelles (type grenaille et/ou patates douces) ;
- petits pois frais ;
- jeunes carottes ;
- coriandre fraîche ;
- persil frais ;
- curcuma, poivre, sel, paprika ;
- pois chiches.

Faites revenir puis laissez mijoter à feu doux.

Partie 5

MON COACHING HAPPY DÉTOX DES 4 SAISONS

ALORS, PRÊTE ?!

Maintenant que vous connaissez les bons aliments et ingrédients, que vous avez appris à en limiter les mauvais ainsi que les substances polluantes, vous allez passer à la pratique ! Vous êtes prête pour le programme de coaching de la Happy Détox.

Pour ces menus Happy Détox par saison, je vous propose une, deux voire trois mono-diètes par semaine. Si vous voulez aller plus loin, vous pouvez passer à quatre ou cinq mono-diètes par semaine.

Lorsque je fais un repas copieux (repas de famille par exemple avec fromage, pain, vin, dessert) ou assez indigeste, je jeûne presque systématiquement le soir jusqu'au lendemain midi pour mettre mon corps au repos. J'accompagne ce jeûne de tisanes détox pour aider mon corps à se soulager de ce repas trop lourd. Sans jeûner jusqu'au lendemain midi, prenez un petit-déjeuner très digeste type Miam-Ô-fruit de France Guillain ou un Happy Smoothie pioché dans les recettes ci-après. Vous pouvez enchaîner deux à trois semaines de cette Happy Détox, vous verrez comme votre énergie va remonter et comme vous allez vous sentir légère et avec un tonus inégalé. Un vrai coup de jeune pour votre vitalité et pour l'énergie positive.

En deuxième semaine, vous pouvez introduire un Happy Smoothie en remplacement d'un ou plusieurs repas. Attention à ne pas trop abuser des smoothies plus sucrés ! Les *green* smoothies sont incroyables pour la santé et regorgent d'enzymes et de nutriments hautement vitalisants pour l'organisme. Une nouvelle jeunesse vous attend…

Dans vos smoothies, vous pouvez ajouter des graines de chia pour un effet tapioca et plus nourrissant. N'hésitez pas aussi à rajouter les bonnes algues dans vos jus verts : klamath, chlorella ou même le jus d'herbe de blé ou d'orge ! Pour ma part, je commence toutes mes journées par boire à jeun le mélange : chlorella, klamath et jus d'herbe de blé (ou d'orge).

Par ailleurs, ces menus sont indicatifs. En fonction de vos activités, de votre vie sociale, des légumes et fruits de saison et de vos goûts, à vous de les adapter ! Le mieux est de vous préparer un tableau de menus pour la semaine. Cela évite d'avoir à réfléchir pour la préparation des repas.

Quand un ingrédient est de saison – asperges, fraises, champignons, raisin... – n'hésitez pas à en manger plusieurs fois dans la semaine. Lorsqu'il est de saison, il est complètement adapté aux besoins de votre corps, alors foncez ! Vous ne risquez pas de vous en lasser puisque vous devrez attendre la saison suivante pour en remanger. *Happy easy*, non ?

MA DÉTOX DE PRINTEMPS

Les longs mois d'hiver ne sont pas sans conséquences pour notre organisme : il fait froid, les journées sont courtes… Le moral a pris un coup et les fêtes de fin d'année n'ont pas aidé à tenir les bonnes résolutions ! Heureusement, le printemps arrive, l'énergie revient, la sève monte ! C'est le moment idéal pour une première Happy Détox.

Pourquoi une détox de printemps ?

Malgré nos efforts, il est difficile d'éviter à notre organisme de s'encrasser pendant l'hiver. Qui n'a jamais ressenti un petit coup de fatigue à la fin de l'hiver ? Moral en berne, humeur morose, teint terne… Heureusement, mars, avril et mai sont un trio gagnant où la variété commence à réapparaître sur les étals des marchés. On peut donc enfin verdir à souhait les assiettes et apporter à notre organisme les bienfaits des fruits et légumes de saison ! En avant le printemps ! Savez-vous quel est le légume qui sort en premier de terre au printemps ? Réponse page 146.

1 SEMAINE DE MENUS HAPPY DÉTOX DE PRINTEMPS

	JOUR 1	JOUR 2	JOUR 3
À jeun au réveil : 2 c. à c. de jus d'herbe de blé (ou orge) avec (optionnel*) 1 c. à c. de chlorella et ½ c. à c. d'algues Klamath			
BOISSON	Citron bio pressé tiède	Roïbos	Citron bio pressé tiède
PETIT-DÉJEUNER	Miam-Ô-fruit de printemps : fraises, cerises, mangues, kiwis, etc.	Miam-Ô-fruit de printemps : fraises, cerises, mangues, kiwis, etc.	Fruits frais, pain des fleurs avec miel ou smoothie de saison voir p. 147).
COLLATION SI BESOIN			Fruit frais
DÉJEUNER	Salade fraîcheur : salade verte, tofu, asperges, radis, graines germées alfalfa, graines de tournesol 1 à 2 tranches de pain semi-complet ou Happy Smoothie.	Pâtes sans gluten au sarrasin mélangées avec une poêlée de courgettes et brocolis (légumes de saison).	Concombres Purée de fenouil, pomme de terre, saumon fumé bio. Mangue.
COLLATION SI BESOIN	Quelques carrés de chocolat noir bio.	Quelques amandes préalablement trempées.	Quelques carrés de chocolat noir bio.
DÎNER	Salade de tomates mozzarella (sans lactose), basilic, huile d'olive. Haricots verts, ail.	Mono-diète de saison : cerises à volonté ou asperges vertes.	Salade de saison : salade verte, tomates, feta ou fromage de brebis, huile d'olive, basilic, graines germées, pain des fleurs. Un fruit de saison.

* Si aucune contre-indication thyroïdienne. Vérifiez avec votre professionnel de santé.

JOUR 4	JOUR 5	JOUR 6	JOUR 7
À jeun au réveil : 2 c. à c. de jus d'herbe de blé (ou orge) avec (optionnel*) 1 c. à c. de chlorella et ½ c. à c. d'algues Klamath			
Roïbos	Citron bio pressé tiède	Roïbos	Citron bio pressé tiède
Fruits frais, pain des fleurs avec miel ou smoothie de saison.	Miam-Ô-fruit de printemps : fraises, cerises, mangues, kiwis, etc.	Fruits frais, pain des fleurs avec miel ou smoothie de saison p. 147).	Miam-Ô-fruit de printemps : fraises, cerises, mangues, kiwis, etc.
Fruit frais		Fruit frais	
Crudités de saison. Poisson de saison (sardines, lieu ou harengs) servi avec des haricots verts frais aillés, généreux filet d'huile d'olive ou multi-huile.	Happy Smoothie de saison (voir p. 147) On peut rajouter quelques tartines de pain des fleurs avec de la purée d'amandes blanche (en cas de fringale).	Poisson type hareng, lieu noir, saumon avec du riz semi-complet, sauce crème d'avoine et huile d'olive, curcuma, basilic. Cerises.	Asperges vertes *al dente*. Viande blanche servie avec une jardinière de légumes (voir p. 135, faitout). Dessert au choix « plaisir » type sorbet ou mangue.
Fruit frais de saison.	Quelques amandes préalablement trempées.	Fruit frais de saison.	Quelques carrés de chocolat noir bio.
Salade : quinoa, olives noires, feta, poivron, coriandre, raisins secs, huile d'olive.	Gratin maison avec légumes de saison, béchamel avec crème d'avoine ou soja.	Mono-diète de saison : cerises à volonté ou asperges vertes.	Happy Smoothie (voir p. 147). On peut rajouter quelques tartines de pain des fleurs avec de la purée d'amandes blanche (en cas de fringale).

* Si aucune contre-indication thyroïdienne. Vérifiez avec votre professionnel de santé.

ZOOM

Les fruits et légumes de printemps que j'aime mettre dans mon assiette :

- les radis roses, pour les minéraux et les oligoéléments, stimulent et désintoxiquent le foie ;
- la fraise gorgée de vitamine C, excellent antioxydant ;
- l'asperge, premier légume du printemps, bonne source de fibres et de vitamine B9, K et fer ;
- la cerise, puissant diurétique, très bien aussi en mono-diète bien que coûteuse pour des cerises bio (sauf si vous avez la chance d'avoir un cerisier au jardin !).

On peut essayer… la détox au jus de bouleau

Le jus de bouleau est obtenu par macération des feuilles fraîchement cueillies au printemps, lorsqu'elles sont riches en actifs (acides aminés, flavonoïdes, potassium, vitamine C…). Ce cocktail exceptionnel en fait un allié détox de premier choix pour une cure de printemps : le jus de bouleau est à la fois drainant et purifiant. Bourré d'antioxydants, il aide à l'élimination et nettoie le foie et la bile. Le plus, c'est qu'on peut le prendre en cure détox ou en complément alimentaire.

Pour une cure détox, prenez 2 à 3 cuillerées de jus par jour pendant au moins trois semaines. Il se consomme pur ou dilué dans une infusion. On peut aussi le diluer dans une bouteille d'eau pour en profiter toute la journée !

MES MARQUES CHOUCHOUTES

Pour le jus de bouleau : Weleda© et Oemine© ; pour la sève de bouleau fraîche : Bio Logis©.

Le marché de printemps

Légumes	Fruits
Asperge	Banane
Batavia	Fraise
Betterave	Mûre
Carotte	Framboise
Concombre	Pamplemousse
Courgette	Pomme
Fenouil	Rhubarbe
Navet	
Oignon blanc	
Oignon rouge	
Oseille	
Persil	
Petits pois	
Pomme de terre	
Radis	
Tomate	

Happy Smoothies du printemps

Pour la préparation de vos smoothies préférés, voir p. 129.

Mega love boost

- 1 pomme
- 1 belle poignée de salade fraîche
- Le jus d'un demi-citron
- Une poignée de graines germées

Mega green détox

- 1 branche de céleri
- 2 belles feuilles de kale (ou chou frisé)
- ¼ de concombre
- Du gingembre frais

Mega smile

- Une petite dizaine de radis
- 1 verre de lait de riz
- Quelques gouttes de jus de citron bio
- Du basilic (ou coriandre)

Smoothies plutôt sucrés

Mega love boost

- ½ barquette de fraises
- 1 pomme
- ½ pamplemousse rose bio
- Du pollen frais

Mega yellow détox

- Une belle poignée de feuilles de pissenlit
- 2 dattes
- Le jus d'un citron bio

Mega smile

- 10 litchis
- 3 fruits de la passion (intérieur uniquement)
- 1 verre de lait d'amande

MA DÉTOX D'ÉTÉ

Les journées rallongent, la température monte... L'été arrive ! Et avec lui, une ribambelle de fruits et légumes qui donnent le sourire. Vacances obligent, le rythme ralentit. Moins stressée, plus réceptive, envie de bouger... Il est temps de faire la détox d'été !

Pourquoi une détox d'été ?

En été, on a envie de s'alléger. La chaleur modère notre appétit tandis que les fruits et légumes s'invitent facilement dans les assiettes. Voici déjà deux éléments clés de la cure détox réunis !

ZOOM

Les fruits et légumes d'été que j'aime mettre dans mon assiette :

- les abricots, pour les antioxydants, le potassium et parce qu'ils sont diurétiques ;
- le basilic, pour les antioxydants et la vitamine C ;
- la framboise, riche en fer elle équilibre le PH du corps ;
- les artichauts, pour les antioxydants et les fibres ;
- la salade verte, source de vitamines, dépurative, c'est l'alliée de l'été !

1 SEMAINE DE MENUS HAPPY DÉTOX D'ÉTÉ

	JOUR 1	JOUR 2	JOUR 3
À jeun au réveil : 2 c. à c. de jus d'herbe de blé (ou orge) avec (optionnel*) 1 c. à c. de chlorella et ½ c. à c. d'algues Klamath			
BOISSON	Roïbos	Chicorée	Roïbos
PETIT-DÉJEUNER	Miam-Ô-fruit d'été : fraises, framboises, pêches, prunes.	Miam-Ô-fruit d'été : fraises, framboises, pêches, prunes.	Happy Smoothie (voir p. 153).
COLLATION SI BESOIN			Fruit frais
DÉJEUNER	Salade fraîcheur : tomates bien mûres, nombreux dés de tofu marinés dans du tamari. 1 à 2 tranches de pain bio semi-complet	Poisson type lieu jaune, riz semi-complet, sauce crème d'avoine et huile d'olive, curcuma. Fraises au naturel.	Salade de pâtes semi-complètes aux légumes de saison : tomates, poivrons, olives noires, dés de fromage de brebis.
COLLATION SI BESOIN	Quelques carrés de chocolat noir bio.	Quelques amandes préalablement trempées.	Quelques carrés de chocolat noir bio.
DÎNER	Melon, salade de haricots verts et quinoa.	Mono-diète de saison : fraises bio à volonté.	Salade de saison : tomates, feta, huile d'olive, basilic, pain des fleurs, fruits de saison.

* Si aucune contre-indication thyroïdienne. Vérifiez avec votre professionnel de santé.

JOUR 4	JOUR 5	JOUR 6	JOUR 7
À jeun au réveil : 2 c. à c. de jus d'herbe de blé (ou orge) avec (optionnel*) 1 c. à c. de chlorella et ½ c. à c. d'algues Klamath			
Chicorée	Roïbos	Chicorée	Roïbos
Fruits frais, pain des fleurs avec miel ou smoothie de saison.	Miam-Ô-fruit d'été : fraises, framboises, pêches, prunes.	Fruits frais, pain des fleurs avec miel ou smoothie de saison.	Miam-Ô-fruit d'été : fraises, framboises, pêches, prunes.
Fruit frais		Fruit frais	
Crudités de saison. Poisson de saison (sardines, lieu ou harengs) avec des haricots verts frais aillés + un généreux filet d'huile d'olive ou multi-huile.	Happy Smoothie (voir p. 153). On peut rajouter quelques tartines de pain des fleurs avec de la purée d'amandes blanche en cas de fringale.	Belle salade verte avec du fromage de brebis. Légumes de saison cuits en ratatouille *al dente*. 2 tartines de pain des fleurs avec du tartare d'algue.	Melon. Viande blanche servie avec des pommes de terre nouvelles et des épinards. Dessert au choix « plaisir », sorbet d'été.
Fruit frais de saison.	Quelques amandes préalablement trempées.	Fruit frais de saison.	Quelques carrés de chocolat noir bio.
Salade de saison : salade verte, oignons nouveaux, poivrons, multigraines (type courge), baies de Goji, curcuma.	Quiche maison : carottes râpées, courgettes râpées, œufs bio, sauce soja.	Mono-diète de saison : fraises bio à volonté.	Happy Smoothie (voir p. 153). On peut rajouter quelques tartines de pain des fleurs avec de la purée d'amandes blanche en cas de fringale.

* Si aucune contre-indication thyroïdienne. Vérifiez avec votre professionnel de santé.

Le marché d'été

Légumes	Fruits
Artichaut	Abricot
Asperge	Brugnon
Aubergine	Cassis
Betterave	Cerise
Blette	Figue
Carotte	Fraise
Céleri	Framboise
Chou-fleur	Groseille
Concombre	Melon
Courgette	Mûre
Épinards	Myrtille
Fenouil	Nectarine
Haricots verts	Pêche
Laitue	Poire
Maïs	Pomme
Navet	Prune
Oignon blanc	
Oignon jaune	
Oignon rouge	
Poireau	
Petits pois	
Poivron	
Pomme de terre	
Radis	
Salade	
Tomate	

On essaye… la mono-diète de fraises

Elle est rouge et on l'attend avec impatience car elle permet d'affirmer que les beaux jours sont enfin arrivés. La fraise a connu des années noires lorsqu'elle arrivait dénaturée d'Espagne dès février. Mais elle reprend ses lettres de noblesse et si vous prenez des fraises bio, c'est l'assurance de prendre des fruits de saison. Ses multiples variétés assureront la diversité des repas pendant la mono-diète.

La fraise est gorgée de vitamines A, B, C et K, de minéraux et d'oligoéléments. Grâce à ses propriétés alcanisantes, elle permet la reminéralisation. Elle est également diurétique et dépurative et, prise en grande quantité, elle stimule les fonctions hépatiques. Vous pouvez faire une mono-diète de fraises en remplaçant un repas de la journée (idéalement petit-déjeuner ou dîner) par un grand plat de fraises (350 à 500 g), pendant trois jours. Profitez, elle vous donnera aussi un joli teint !

Happy Smoothies d'été

Pour la préparation de vos smoothies préférés, voir p. 129.

Mega boost

- ½ concombre
- ½ avocat
- Quelques feuilles de basilic
- De l'algue Klamath (¼ de c. à c. si pas l'habitude)

Mega détox

- 1 pomme
- Du cresson
- Le jus d'un citron bio

Mega smile

- 1 verre de jeunes pousses d'épinards
- Une dizaine de fraises
- ½ banane
- 1 verre de lait d'amande

Smoothies plutôt sucrés

Mega boost

- ¼ de melon
- 1 poignée de cerises
- Le jus d'un demi-citron
- De l'algue Klamath (¼ de c. à c. si pas l'habitude)

Mega détox

- 2 poignées d'un mélange de fruits rouges
- Quelques feuilles de menthe
- Quelques gouttes de jus de citron bio

Mega smile

- 2 pêches
- 1 verre de lait d'avoine
- Du gingembre moulu

MA DÉTOX D'AUTOMNE

Les feuilles tombent, les jours raccourcissent... Pas de doute, l'automne est là ! Pas question pour autant de s'enfermer. Il faut prolonger les bienfaits de l'été et préparer l'hiver. Une cure de détox est bienvenue pour aider notre organisme à faire la transition entre ces deux saisons que tout oppose.

Pourquoi une détox d'automne ?

Après le *dolce farniente* de l'été, l'année scolaire a recommencé sur les chapeaux de roues, les journées ont soudain commencé à raccourcir, le ciel est nettement moins bleu et nos doigts de pieds sont coincés dans des chaussures. Le choc est parfois brutal ! Avec l'arrivée de l'automne, l'organisme est tenté de se mettre au repos dès les premières baisses de température. Ce serait oublier un peu vite les bienfaits de l'été et un mauvais départ pour aborder l'hiver. On se lance dans une cure de détox dès la fin septembre, lorsque le stress de la rentrée est passé mais que l'été n'est pas encore trop loin. On n'oublie pas de bien s'hydrater et de boire de petites gorgées entre les repas : eau de bonne qualité filtrée ou en bouteille type Mont Roucous© ou Rosée de la Reine© et tisanes dépuratives (voir p. 32).

1 SEMAINE DE MENUS HAPPY DÉTOX D'AUTOMNE

	JOUR 1	JOUR 2	JOUR 3
À jeun au réveil : 2 c. à c. de jus d'herbe de blé (ou orge) avec (optionnel*) 1 c. à c. de chlorella et ½ c. à c. d'algues Klamath			
BOISSON	Citron bio pressé tiède.	Citron bio pressé tiède.	Citron bio pressé tiède.
PETIT-DÉJEUNER	Miam-Ô-fruit d'automne : raisins, pommes, poires, figues.	Miam-Ô-fruit d'automne : raisins, pommes, poires, figues.	Pain des fleurs avec miel de romarin et compote ou Happy Smoothie (voir p. 161).
COLLATION SI BESOIN			Quelques amandes préalablement trempées.
DÉJEUNER	Salade d'automne : betteraves (crues et rapées), chou-fleur cru, graines de courge, baies de Goji ou raisin frais bio, dés de tofu marinés dans du tamari. Faire une sauce multi-huile et tamari.	Sandwich maison : pain des fleurs, graines germées de brocolis, houmous (et/ou tartare d'algue et/ou jambon sec de qualité). Avocat, champignons de Paris.	Salade de boulgour avec légumes de saison : carottes râpées, céleri, œuf bio mollet, paillettes d'algues, mâche. Figues, raisin.
COLLATION SI BESOIN	Quelques carrés de chocolat noir bio 80 %.	Quelques amandes préalablement trempées.	Baies de Goji.
DÎNER	Aubergines cuites doucement au four à température très basse, un yaourt type K-Philus et quelques figues.	Velouté de champignons, ail, oignons, persil et crème d'avoine.	Happy Green Smoothie (voir p. 161), quelques tartines de pain des fleurs avec du tartare d'algue.

* Si aucune contre-indication thyroïdienne. Vérifiez avec votre professionnel de santé.

JOUR 4	JOUR 5	JOUR 6	JOUR 7
À jeun au réveil : 2 c. à c. de jus d'herbe de blé (ou orge) avec (optionnel*) 1 c. à c. de chlorella et ½ c. à c. d'algues Klamath			
Citron bio pressé tiède.	Citron bio pressé tiède.	Citron bio pressé tiède.	Citron bio pressé tiède.
Pain des fleurs avec miel de romarin et compote ou Happy Smoothie (voir p. 161).	Miam-Ô-fruit d'automne : raisins, pommes, poires, figues.	Happy Smoothie (voir p. 161).	Miam-Ô-fruit d'automne : raisins, pommes, poires, figues.
Quelques amandes préalablement trempées.		Quelques amandes préalablement trempées.	
Betterave, poisson de saison (anchois, maquereau, mulet ou hareng), purée de carottes et brocolis.	Happy Green Smoothie (voir p. 161). On peut rajouter quelques tartines de pain des fleurs avec une tapenade ou tartare d'algues.	Endives en salade avec des graines de chia. Tarte maison avec épinards, crème de soja, fromage de chèvre.	Chou-fleur cuit servi avec une viande blanche ou du tempeh pour les végétariens. Dessert de saison.
Poire ou raisin.	Quelques amandes préalablement trempées.	Poire ou raisin.	Compote de pommes et 1 carré de chocolat noir bio 80 %.
Salade de saison : mâche, carottes râpées, champignons, graines de courge, dés de tofu, poire.	Mono-diète de raisins ou de pommes : à volonté (ou velouté de champignon à volonté).	Poêlée de champignons d'automne aillée et persillée avec un œuf bio ou en omelette.	Mono-diète de raisins ou de pommes : à volonté ou Happy Smoothie (voir p. 161).

* Si aucune contre-indication thyroïdienne. Vérifiez avec votre professionnel de santé.

ZOOM

Les fruits et légumes d'automne que j'aime mettre dans mon assiette :

- les figues, pour les antioxydants et les fibres ;
- l'aubergine car elle est diurétique ;
- les haricots verts, pour les fibres, le magnésium et les oligo-éléments (dont le silicium) ;
- les betteraves, pour les vitamines, les antioxydants et les minéraux ;
- les raisins (voir après) ;
- le chou-fleur pour drainer les reins ;
- le brocoli et les graines germées de brocoli qui drainent les toxines ;
- la poire, riche en fibres qui vont soutenir le travail des intestins.

On essaye... la mono-diète de raisins

Difficile de faire plus simple : la mono-diète de raisins consiste à ne manger que... du raisin ! Prévoyez d'importantes réserves de raisin puisqu'en une journée vous pourrez en manger jusqu'à 3 kg ! Contrairement aux autres mono-diètes, pour celle de raisin, on oublie les traditionnels trois repas quotidiens : pour éviter l'écœurement, mieux vaut privilégier une pause « raisin à volonté » toutes les deux ou trois heures.

Privilégiez le raisin blanc, plus digeste, et bien sûr bio pour ne pas ingérer des pesticides qui réduiraient à néant les bienfaits de la mono-diète. Le raisin agit comme dépuratif sanguin et revitalise l'organisme de fond en comble. La peau, le transit intestinal et le sommeil bénéficient tout particulièrement de cette mono-diète.

Mono-diète à réaliser soit sur trois jours complets avec préparation du corps avant (réduire progressivement les aliments encrassants avant comme le gluten, les laitages, la viande), soit un repas par jour, le soir de préférence. Le corps va se dépurifier rapidement et en douceur en activant le système lymphatique et les reins. Pour les plus courageuses, vous pouvez tenter la cure de raisins sur une semaine ! Renseignez-vous avant de démarrer ce programme ambitieux ou consultez votre naturopathe.

Attention, une contre-indication : le diabète. Le raisin est un fruit très sucré.

Pour celles que la mono-diète de raisins effraie, pourquoi ne pas essayer l'autre mono-diète d'automne, celle de pommes ? Pas de risque de monotonie : entre les multiples variétés de pommes existantes et les nombreuses manières de les préparer, la mono-diète s'annonce bien ! La mono-diète de pommes stimule le foie et le décongestionne. Mangez des pommes !

Ainsi pour varier les plaisirs :
- pomme à croquer ;
- pomme au four (enlever le cœur avant d'enfourner) ;
- compote de pommes ;
- pommes poêlées al dente ;
- pommes râpées.

On peut même ajouter quelques gouttes de citron ou saupoudrer de cannelle pour rester gourmande !

Le marché d'automne

Légumes	Fruits
Artichaut Betterave Blette Brocolis Carotte Céleri Chou Chou de Bruxelles Chou-fleur Concombre Courge Courgette Épinards Fenouil Haricots verts Maïs Navet Oignon Poireau Pomme de terre Potimarron Radis Salade Tomate	Châtaigne Coing Figue Framboise Mûre Noix Pêche de vigne Poire Pomme Raisin

Happy Smoothies d'automne

Pour la préparation de vos smoothies préférés, voir p. 129.

Mega boost

- 1 pomme
- 1 poire
- Quelques feuilles d'épinards
- 1 branche de céleri
- Une poignée de graines germées

Mega détox

- 2 carottes
- 1 betterave
- 1 branche de céleri
- 1 pomme

Mega smile

- 1 bonne poignée de chou rouge en lamelles
- 1 pomme
- 1 verre de lait d'avoine
- 1 petite cuillère de miel de Manuka

Smoothies plutôt sucrés

Mega boost

- 1 pomme
- 3 feuilles de kale
- 1 poignée de myrtilles
- Du gingembre
- De la spiruline

AUTOMNE

Mega détox

- ¼ d'ananas
- 3 poignées de raisins
- 1 poignée de framboises

Mega smile

- ½ mangue
- ¼ d'ananas
- 1 verre de lait de coco

MA DÉTOX D'HIVER

Les journées courtes et le froid ont vite raison de notre bonne volonté, aussi bien sportive que nutritionnelle… Pourtant, pour mieux résister au froid et aux microbes, mieux vaut avoir un organisme en pleine forme. La détox d'hiver est douce pour ne pas nous fragiliser, mais efficace pour nous aider à tenir jusqu'au retour des beaux jours.

Pourquoi une détox d'hiver ?

Certes, la nature s'est endormie et le soleil est aux abonnés absents. Ce n'est pas une raison pour se laisser envahir par la paresse et oublier de prendre soin de soi ! La cure de détox peut se faire un peu tard dans la saison, après les fêtes de fin d'année. On sera motivée par les bonnes résolutions fraîchement déclarées, et le souvenir des excès de la fin décembre peut être une motivation supplémentaire. Notre organisme nous sera reconnaissant de le laisser souffler et se renforcera pour affronter les deux mois d'hiver qu'il reste. L'important est de s'hydrater beaucoup pendant la mono-diète : eau de qualité, citron tiède, tisanes de thym ou romarin. C'est parti !

1 SEMAINE DE MENUS HAPPY DÉTOX D'HIVER

	JOUR 1	JOUR 2	JOUR 3
À jeun au réveil : 2 c. à c. de jus d'herbe de blé (ou orge) avec (optionnel*) 1 c. à c. de chlorella et ½ c. à c. d'algues Klamath			
BOISSON	Citron bio pressé tiède.	Citron bio pressé tiède.	Citron bio pressé tiède.
PETIT-DÉJEUNER	Miam-Ô-fruit d'hiver : poires, pommes, kiwis.	Miam-Ô-fruit d'hiver : poires, pommes, kiwis.	Pain des fleurs avec miel de romarin et compote ou Happy Smoothie de saison (voir p. 168).
COLLATION SI BESOIN			Quelques dattes.
DÉJEUNER	Salade d'hiver : boulgour, avocat, kale (ou mâche), graines de courge, baies de Goji. Dessert : quelques dattes et amandes.	Citron pressé tiède avec du miel avant le repas. Tartines maison : pain des fleurs, houmous ou tartare d'algues (et/ou jambon sec de qualité), graines germées.	Salade de quinoa avec légumes de saison : carottes râpées, ail, noix, raisins secs, curcuma. Compote de pommes.
COLLATION SI BESOIN	Quelques carrés de chocolat noir bio 80 %.	Quelques amandes préalablement trempées.	Baies de Goji.
DÎNER	Soupe : kale, pomme de terre, oignons, assaisonnée de multi-huile, 2 tartines de pain des fleurs tartiné avec un fromage frais.	Mono-diète de compote de pommes à volonté.	Soupe de kale, pomme de terre, oignons assaisonnée de multi-huile, 2 tartines de pain des fleurs avec du tartare d'algues.

* Si aucune contre-indication thyroïdienne. Vérifiez avec votre professionnel de santé.

JOUR 4	JOUR 5	JOUR 6	JOUR 7
À jeun au réveil : 2 c. à c. de jus d'herbe de blé (ou orge) avec (optionnel*) 1 c. à c. de chlorella et ½ c. à c. d'algues Klamath			
Citron bio pressé tiède.	Citron bio pressé tiède.	Citron bio pressé tiède.	Citron bio pressé tiède.
Pain des fleurs avec miel de romarin et compote ou Happy Smoothie de saison (voir p. 168).	Miam-Ô-fruit d'hiver : poires, pommes, kiwis.	Pain des fleurs avec miel de romarin et compote ou Happy Smoothie de saison (voir p. 168).	Miam-Ô-fruit d'hiver : poires, pommes, kiwis.
Quelques dattes.		Amandes préalablement trempées.	
Pamplemousse. Poisson de saison : maquereau, mulet, sardines avec une purée de panais ou patates douces.	Happy Green Smoothie (voir p. 168). On peut rajouter quelques tartines de pain des fleurs avec de la purée d'amandes blanche en cas de fringale.	Betteraves. Viande blanche type poulet accompagnée d'une poêlée de chou rouge aux raisins secs et compote de pommes.	Crudités type carottes râpées. Rôti de porc servi avec une purée de pommes de terre et petits légumes. Dessert au choix « plaisir », tarte aux pommes ou panna cotta au lait végétal ou crème de chia.
Noix fraîches.	Quelques amandes préalablement trempées.	Pomme ou banane.	Compote de pommes et 1 carré de chocolat noir bio 80 %.
Salade de saison : mâche, champignons, multigraines, ail. Yaourt K-Philus en dessert.	Cake maison avec carottes râpées, œufs bio, fromage de brebis râpé, servir avec une grosse salade de mâche.	Lentilles, petits oignons avec du riz semi-complet. Pas de protéines ni pain.	Soupe de kale, pomme de terre, oignons assaisonnée de multi-huile, 2 tartines de pain des fleurs avec du tartare d'algues ou tapenade noire.

* Si aucune contre-indication thyroïdienne. Vérifiez avec votre professionnel de santé.

ZOOM

Les fruits et légumes d'hiver que j'aime mettre dans mon assiette :

- les kiwis, pour les vitamines, notamment C, et pour les antioxydants ;
- le poireau, pour les fibres et les minéraux ;
- l'avocat, riche en vitamines (A, C, E) et minéraux, il réduit le mauvais cholestérol et contient des protéines ;
- le pamplemousse, allié minceur, il contient des fibres et est basifiant pour l'organisme ;
- l'ail qui élimine les toxines et protège le foie ;
- le kale et tous les crucifères ;
- les amandes (trois par jour) préviendraient le cancer (d'après Edgar Cayce), elles sont antioxydantes, antivirales, bourrées de calcium, de magnésium, de fibres et de polyphénols (et elles ne font pas grossir !) ;
- le curcuma, fortement antioxydant, il est aussi source de fer et de manganèse (l'aliment anti-cancer de référence de David Servan-Schreiber).

On essaye…

Une soupe de légumes, le soir, mieux adaptée aux besoins de l'organisme en hiver, une soupe chaude apporte des vitamines, des fibres et des minéraux et permet à l'organisme de reposer le système digestif. En plus, il y a de quoi varier les plaisirs !

Sans aller jusqu'à la mono-diète (quoi que !), on met du chou dans nos assiettes. La famille des crucifères est vaste : kale bien sûr, brocoli, chou frisé, chou rouge, chou pointu, chou vert lisse, chou-rave, chou-fleur… L'hiver est l'occasion de découvrir de multiples variétés et de nouvelles recettes. Les choux sont riches en vitamines, en minéraux et en fibres.

Le marché d'hiver

Légumes	Fruits
Betterave Brocoli Carotte Céleri Kale Chou Chou de Bruxelles Chou-fleur Crosne Endive Fenouil Frisée Mâche Navet Oignon Poireau Pomme de terre Potiron Rutabaga Salsifis Topinambour	Citron niçois Kiwi Mandarine Poire Pomme

Happy Smoothies d'hiver

Pour la préparation de vos smoothies préférés, voir p. 129.

Mega green boost

- 2 grosses poignées de mâche
- 1 pomme
- 1 feuille de kale
- Une poignée de graines germées
- Quelques gouttes d'échinacéa (ou extrait de pépin de pamplemousse) pour effet immunité
- ¼ de c. à c. de chlorella (optionnel)

Mega winter détox

- 1 kiwi
- ½ banane
- Quelques feuilles de menthe
- Le jus d'un demi-citron

Mega smile

- 1 tasse de purée de citrouille
- ½ banane
- 1 verre de lait d'amande
- De la cannelle selon les goûts

Smoothies plutôt sucrés

Mega boost

- ¼ d'ananas
- 1 carotte
- 1 poire

- Quelques gouttes d'échinacéa (ou extrait de pépin de pamplemousse) pour effet immunité.

Mega détox

- 1 pomme
- 2 kiwis
- Le jus d'un demi-citron

Mega smile

- 1 kiwi
- ½ banane
- 1 verre de lait de riz vanillé

CE QU'ON RETIENT DES CURES DE DÉTOX

Quatre par an, c'est bien, à chaque changement de saison (*a minima* deux par an au printemps et à l'automne) :

- au printemps (le bouleau et les cerises) ;
- en été (les fraises) ;
- en automne (pommes et/ou raisins) ;
- en hiver : les soupes et les choux type kale.

CONCLUSION

Appliquer ma Happy Détox, c'est retrouver le bien-être dans votre corps et dans votre tête, et être en conscience chaque jour. Mes conseils sur une alimentation saine et équilibrée et sur une hygiène de vie adaptée vous permettent d'accéder à ce sentiment de sérénité. En privilégiant les super-aliments et en diminuant votre consommation d'aliments « toxiques », vous aidez votre organisme à se purifier. Grâce à mon coaching adapté à chaque saison, les résultats sont visibles rapidement : vous vivez une Happy Détox efficace sur le long terme, dans la joie et la bonne humeur !

Vous l'aurez compris, ma Happy Détox, ce n'est donc pas trop compliqué, car il s'agit avant tout de bon sens et d'être à l'écoute des besoins de vos magnifiques cellules ! Cependant, une phase de transition est nécessaire, pendant laquelle il vous faudra couper court avec les mauvaises habitudes que vous avez prises depuis de nombreuses années ! Pour certains, ce sera arrêter le gluten. Pour d'autres, ce sera arrêter les laitages ou les réduire… ce qui sera aussi dur que d'arrêter de fumer. Mais il vous faudra persévérer… et alors quelle liberté retrouvée ! Un corps en bonne santé, qui fonctionne bien, c'est la vitalité, l'énergie, le moral, le dynamisme et la joie de vivre retrouvés.

Pourquoi vous intoxiquer avec des aliments industriels, une alimentation morte, sans vie ? Alors que le vivant nous offre une opportunité extraordinaire de nous régénérer et de profiter pleinement de notre expérience sur terre.

Pour cela, il vous faudra également être en conscience face à votre histoire alimentaire personnelle et à certains manquements ou blessures dont vous avez souffert. Notre rapport à l'alimentation est lié à l'amour.

À sa naissance, le bébé a besoin d'amour et de nourriture. Les deux interagissent tout au long de notre vie. Je crois profondément que tout est lié : corps, âme, esprit. Et la fluidité des échanges de notre écosystème est primordiale.

La Happy Détox c'est dire un grand « oui » à un style de vie plus conscient et décider de changer maintenant, car la vie n'attend pas !

OÙ TROUVER LES INGRÉDIENTS

- **Acérola (Vitamine C)**
  Magasins bio ou www.superdiet.fr
- **Algue Klamath**
  www.algotonic.com
- **Algues en paillette**
  Magasins bio
- **Alimentation vivante**
  www.rrraw.fr (chocolat cru)
  www.danyculaud.fr
  www.eco-bio.info
- **Chicorée**
  Yannoh de Lima : en magasin bio
- **Comptoir des algues à Roscoff**
  www.thalado.fr
- **Germe de blé**
  Magasins bio ou Amanprana (www.noble-house.tk/html/frans/tarwekie-men_fr.html)
- **Germline, barres de céréales germées**
  www.germline.fr
- **Goji**
  Magasins bio (attention à la provenance)

- **Thés bio**
  www.jardinsdegaia.com
  Nature et découvertes
  Jardin bio
  Lov Organic

- **Guarana (Warana chez Guayapi)**
  Magasins et salons bio
  www.greenweez.com
  www.guayapi.com

- **Herboristerie (plantes bio en vrac ou mélangées)**
  www.comptoirdherboristerie.com

- **Homéopathie (en pharmacie ou en ligne)**
  www.moncoinsante.com/homeopathie.html
  www.pharma-medicaments.com/soins-au-naturel

- **Huile Quatuor**
  Magasins bio

- **Jus d'herbe d'orge (Green Magma/Celnat) ou de blé (Green Kamut/Algotonic)**
  www.celnat.fr
  www.algotonic.com

- **Kombucha**
  Magasins bio

- **K-Philus**
  Magasins bio

- **Mélange K1 de 7 baies séchées énergétiques (ne nuit pas à votre entourage)**
  www.sergemartin.fr/k1.html

- **Miel de Manuka Bio**
  Magasins et salons bio

- **Miel Ballot-Flurin**
  www.ballot-flurin.com
  Magasins et salons bio
- **Oemine Vitamine D**
  www.phybiopharma.com
- **Pain des Fleurs, sans gluten**
  Magasins bio
  www.euro-nat.com
- **Pollen frais**
  www.pollenergie.fr
- **Tamari (soja fermenté)**
  Magasins bio
- **Tartare d'algue**
  Magasins bio ou www.bord-abord.fr

BIBLIOGRAPHIE

- Christophe André, *Méditer, jour après jour*, L'Iconoclaste, 2011
- Dr Gérard Apfeldorfer, *Mangez en paix* ! Odile Jacob, 2009
- Dr Gérard Apfeldorfer, *Maigrir, c'est dans la tête*, Odile Jacob, 1997
- Bastien Beaufort, Sébastien Wolf, Ronald Mary, *Le Guarana, trésor des Indiens Sateré Mawé : mythes fondateurs, biodiversité et commerce équitable*, Yves Michel, 2008
- Hervé Cagnec, *Klamath : l'aliment primordial*, Médicis, 2013
- Pol Charoy et Imanou Risselard, *Wutao* : *une pratique d'écologie corporelle*, Le Courrier du livre, 2011
- Deepak Chopra, *La méthode Chopra pour perdre du poids : arrêtez les régimes*, Eyrolles, 2015
- Jan Chozen Bays, *Manger en pleine conscience*, Les Arènes, 2013
- Marie de Foucault et Anne Ghesquière, *My Natural Beauty Book*, Eyrolles, 2014
- Jany Fournier-Rosset, *Les recettes de la joie avec sainte Hildegarde*, Pierre Téqui, 1993
- France Guillain, *Le Miam-Ô-fruit : le guide du Miammeur*, Le Rocher, 2012
- France Guillain, *Le bain dérivatif ou D-CoolinWay : cent ans après Louis Kuhne*, Le Rocher, 2009
- France Guillain, *La méthode France Guillain*, Le Rocher, 2009

- Sylvie Hampikian, *Cueillettes sauvages sans risques : baies, plantes, champignons*, Terre Vivante, 2010
- Sylvie Hampikian, *Les baies*, Marabout, 2012
- Perrine et Charles Hervé-Gruyer, *La permaculture*, Actes Sud, 2014
- Jon Kabat-Zinn et Bernard Giraudeau, *Méditer : 108 leçons de pleine conscience,* Marabout, 2011
- Marion Kaplan, *La nouvelle crème Budwig*, Jouvence, 2011
- Marion Kaplan, *J'arrête la malbouffe ! 21 jours pour changer,* Eyrolles, 2014
- Catherine Kousmine, *Sauvez votre corps !*, Poche, 2003
- Walter Lübeck, Dominique Taffin-Jouhaud, *Se soigner avec le lapacho : toutes les propriétés curatives de l'écorce du lapacho*, Médicis, 2006
- Matthieu Ricard, *L'art de la méditation*, Pocket, 2010
- Daniela Rich, Michèle Sevelin, *Merveilleuse Chlorella* : *l'algue microscopique aux fantastiques vertus !* Kindle, 2014
- David Servan-Schreiber, *Anticancer*, Pocket, 2011
- Christopher Vasey, *Gérez votre équilibre acido-basique : une vision complète,* Jouvence, 2012
- Ann Wigmore, *L'herbe de blé, source de santé et de vitalité*, Jouvence, 2001

SITES ET BLOGS

Pour plus de recettes détox et saines de cuisine, vous pouvez consulter www.FemininBio.com et me retrouver sur anneghesquiere.com

Et aussi :

- Lecoachminceurbio.com
- marionkaplan.fr
- bainsderivatifs.fr
- wutao.fr
- happinez.com

TABLE DES MATIÈRES

DANS LA MÊME COLLECTION

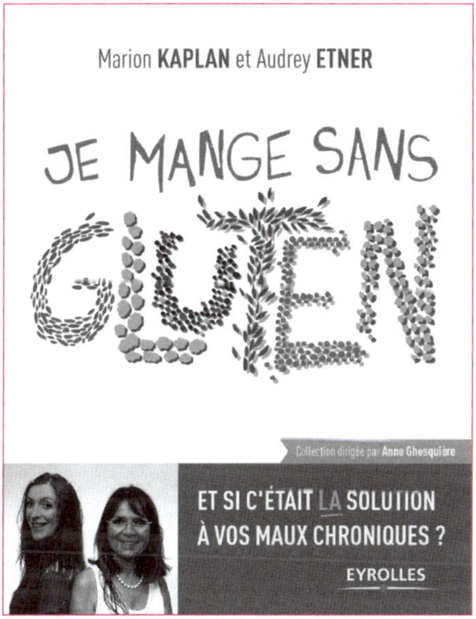

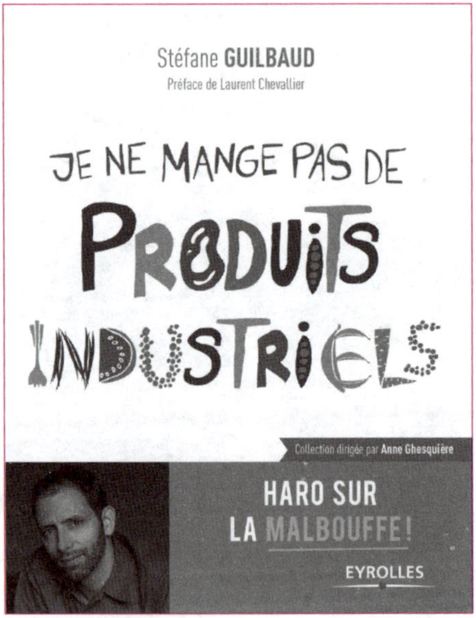
Stéfane GUILBAUD
Préface de Laurent Chevallier
JE NE MANGE PAS DE
PRODUITS
INDUSTRIELS
Collection dirigée par Anne Ghesquière
HARO SUR
LA MALBOUFFE !
EYROLLES

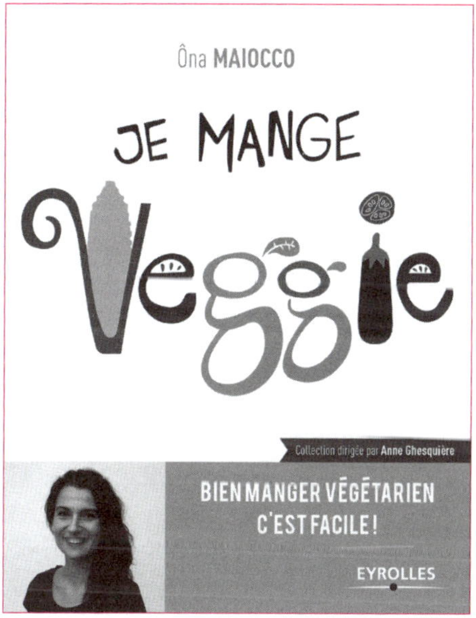
Ôna MAIOCCO
JE MANGE
Veggie
Collection dirigée par Anne Ghesquière
BIEN MANGER VÉGÉTARIEN
C'EST FACILE !
EYROLLES

Dépôt légal : janvier 2017
IMPRIMÉ EN FRANCE

Achevé d'imprimer le 10 janvier 2017
sur les presses de l'imprimerie *La Source d'Or*
63039 Clermont-Ferrand
Imprimeur n° 13529

IMPRIM'VERT
Votre imprimeur agit pour l'environnement

PEFC
PEFC/10-31-2008

Dans le cadre de sa politique de développement durable,
La Source d'Or a été référencée IMPRIM'VERT®
par son organisme consulaire de tutelle.
Cet ouvrage est imprimé - pour l'intérieur - sur papier offset standard 90 g
provenant de la gestion durable des forêts,
produit par des papetiers dont les usines ont obtenu
les certifications environnementales ISO 14001 et E.M.A.S.